HISTORIQUE

DE LA

GYMNASTIQUE MÉDICALE

DEPUIS SON ORIGINE JUSQU'A NOS JOURS

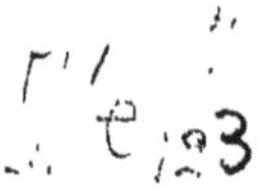

A. PARENT, Imprimeur de la Faculté de Médecine, rue Monsieur-le-Prince 31.

HISTORIQUE

DE LA

GYMNASTIQUE MÉDICALE

DEPUIS SON ORIGINE JUSQU'A NOS JOURS

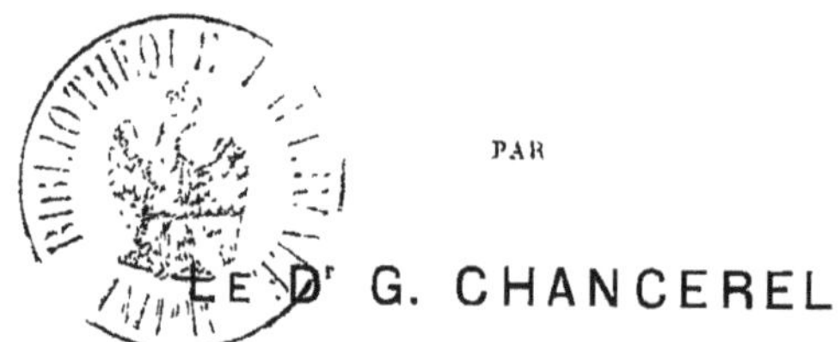

PAR

LE Dr G. CHANCEREL

PARIS
ADRIEN DELAHAYE, LIBRAIRE-ÉDITEUR
PLACE DE L'ÉCOLE DE MÉDECINE

1864

INTRODUCTION

La gymnastique, presque aussi vieille que le monde, servit de base pour l'éducation de la jeunesse, de jeux pour l'âge mûr. Organisée sur une très-vaste échelle chez les peuples anciens, elle précéda les découvertes scientifiques. Aussi fut-elle de bonne heure appliquée à l'art de guérir. Les médecins de l'antiquité nous prouvent assez dans leurs écrits combien était grande la confiance qu'ils lui accordaient dans le traitement des maladies.

Après avoir servi à former la jeunesse, à entretenir la santé des peuples dominateurs du monde, elle a été dénaturée sous l'empire romain et détournée de son vrai but. Ceux qui l'exerçaient n'y cherchaient des forces que pour assouvir leurs passions.

Elle tomba avec l'empire dans le plus profond discrédit ; car les nouveaux conquérants, ne connaissant que la guerre et n'étudiant que les moyens d'arriver à gagner des batailles, ne pouvaient avoir en honneur un semblable exercice. Ils n'en connurent donc ni l'importance ni les services qu'elle avait rendus. Le souvenir de sa décadence restant seul, les funambules d'alors s'en emparèrent et achevèrent de la dénaturer. C'est même ce qui fut cause de la difficulté de sa réédification. Il fallut, pendant trois siècles, les efforts d'écrivains distingués, médecins ou philosophes, pour la tirer de l'oubli et la reconstituer sur des bases nouvelles.

Ce n'est que dans ce dernier siècle qu'elle a été appliquée à l'éducation de la jeunesse et qu'on lui a accordé une place dans l'hygiène.

Depuis quelques années, des médecins distingués recueillent des observations de guérison, qu'ils ont obtenue par une gymnastique appropriée, et se hâtent de les publier pour éclairer leurs confrères, et rendre service à l'humanité.

Aujourd'hui on lui réclame une place dans la thérapeutique presque aussi grande que celle qu'elle occupe déjà dans l'hygiène.

Je me propose ici de traiter cette importante question surtout au point de vue médical.

Pour faciliter cette étude, je diviserai ce travail en trois chapitres.

Le premier contiendra l'historique de la gymnastique médicale, depuis son origine jusqu'au XVIe siècle.

Le deuxième comprendra la suite de cet historique depuis le XVIe jusqu'au XIXe siècle.

Le troisième traitera de cet historique pendant le XIXe siècle et sera terminé par des extraits de quelques auteurs modernes et une conclusion pour donner une idée de l'utilité de cet art.

Division de cette thèse.

CHAPITRE PREMIER.

De la gymnastique médicale depuis son origine jusqu'au XVIe *siècle.*

CHAPITRE II.

De la gymnastique médicale du XVIe *au* XIXe *siècle.*

CHAPITRE III.

Historique de la gymnastique depuis 1800 *jusqu'à nos jours.*

HISTORIQUE

DE LA

GYMNASTIQUE MÉDICALE

DEPUIS SON ORIGINE JUSQU'A NOS JOURS

Trahit sua quemque voluptas.

CHAPITRE Ier

ORIGINE PROBABLE DE LA GYMNASTIQUE.

Cet art remonte presque à l'origine du monde, car les premiers hommes n'ayant pas, comme nous, beaucoup de moyens de distraction, durent de bonne heure, dans leurs réunions, chercher un remède contre l'ennui et apporter un aliment à leur émulation. La danse, la lutte, l'art de lancer les flèches et le javelot, la natation, la course et le saut, occupèrent leurs loisirs. Aussi chacun de son côté dut s'exercer pour ces jours de fête, et les plus forts donnèrent des leçons aux plus faibles.

Bientôt on sentit le besoin de créer des établissements spéciaux pour former la jeunesse. Dès lors, la gymnastique hygiénique se trouva vraiment constituée, et précéda ainsi de plusieurs siècles la gymnastique médicale.

Les peuples, à peine sortis de l'enfance, ne connaissant pas encore l'art perfide de travestir les présents de la nature, n'étaient pas sujets à toutes les maladies qui nous accablent. Des exercices répétés, une nourriture frugale, prévenaient les épidémies. Ce ne fut que lorsqu'ils franchirent les bornes de la civilisation et s'abandonnèrent de plus en plus au luxe et à la débauche, que les maladies vinrent désoler l'humanité.

La science, encore à l'état d'enfance, dut songer d'abord, pour combattre ce terrible fléau, à tout ce qu'il y avait de plus simple. Aussi, suivant toute probabilité, ce qui fut d'abord usité en thérapeutique fut le régime, le repos, les topiques simples, les frictions et certains exercices; mais tous ces moyens de guérison se trouvent compris dans la gymnastique médicale. Elle servit donc, comme on le voit d'après ce court exposé, de base à la thérapeutique chez les anciens.

De la gymnastique médicale chez les Chinois.

Les Chinois sont un des peuples les plus anciens de la terre. Quoiqu'ayant essuyé beaucoup de révolutions, leurs vieilles institutions sont toujours restées debout, car ils ont une grande vénération et un respect presque religieux pour les choses anciennes. Aussi, chez eux, la gymnastique médicale établie depuis des temps presque antéhistoriques, est restée, à peu de chose près, ce que l'a faite son fondateur.

Dès les temps les plus reculés, l'empereur chinois, Yu-Kang-Chi, faisait faire tous les jours à ses sujets l'exercice militaire pour éviter des maladies occasionnées par des pluies presque continuelles. Il inventa aussi les danses appelées grandes-tournantes pour combattre les fièvres produites par des miasmes maremmatiques.

Ils avaient pour maxime : *le perfectionnement de soi-même, ou renouvelle-toi complétement chaque jour, fais-le de nouveau et toujours de nouveau.*

Dès les temps primitifs, la danse, l'escrime et l'art de conduire un char avec adresse, étaient chez eux en très-grand honneur.

Mais ce ne fut qu'en l'an 2698 avant notre ère, que la gymnastique médicale fut constituée chez eux sous le nom de Cong-Fou.

Quest-ce donc que le Cong-Fou?

D'après l'article du *Dictionnaire des sciences médicales* sur la médecine des Chinois, ce ne serait autre chose que notre magnétisme, exercé chez nous le plus souvent par des exploiteurs de la crédulité publique, et chez eux par les bonzes, prêtres de Tao-Ssé, qui ne valent guère mieux.

Mais le père Amiot, missionnaire en ces pays, initié au Cong-Fou par un néophyte qui l'avait pratiqué, s'est chargé de nous l'apprendre dans un excellent mémoire publié en 1779 et qui se trouve inséré dans le tome quatrième de l'*Extrait des mémoires concernant l'histoire, les sciences, les arts, les mœurs, les usages, etc., des Chinois, par les missionnaires de Pékin.*

Le Cong-Fou (*Cong,* art, et *Fou,* homme) est une pratique de médecine fort ancienne, puisqu'on en peut faire remonter l'origine au temps de Hoang-Ti (2698 avant notre ère). Originairement exercé avec conscience par les prêtres du Tao, il ne tarda pas à être entouré de mystères et de superstitions par les bonzes du Tao-Ssé qui l'exerçaient.

Il est peu connu, mais il n'en est pas moins vrai qu'il a soulagé des malades, opéré même des guérisons. Comme le père Amiot nous le donne pur et dégagé de toutes les superstitions dont il est entouré aujourd'hui, je ne puis mieux faire que de laisser parler cet auteur :

« Le Cong-Fou consiste en deux choses : dans la posture (positions et attitudes) du corps, et dans la manière de respirer.

Positions et attitudes.

« Il y a trois postures principales pour le Cong-Fou, debout, assis et couché.

« Les bonzes entrent dans le plus grand détail sur toutes les attitudes qui peuvent varier et nuancer ces différentes postures. Comme elles ont plus de rapport à leur doctrine qu'à la partie médicinale du Cong-Fou, nous nous bornerons à indiquer les principales :

« Debout : Droit, les pieds collés l'un contre l'autre et les bras tendus et pendants ;
— Un pied en l'air ;
— Le corps penché sur le côté, en avant, en arrière ;
— Les bras en croix ;
— Un bras levé, l'autre abaissé ;
— Les bras tendus horizontalement ;
— Les jambes écartées, etc.

« Assis : Les jambes pendantes ;
— Les jambes tendues, le corps droit ;
— Les jambes croisées ;
— Sur les talons ;
— Le corps penché sur un côté ;
— Courbé sur le devant, etc.

« Couché : Sur l'échine ;
— Sur le ventre ;
— Sur le côté ;
— Les pieds courbés d'un côté, la tête penchée de l'autre ;
— Replié comme une boule ;
— Sur les genoux et sur les mains, etc.

« Nous ne craignons pas de le dire, en réunissant toutes les postures et attitudes des comédiens, des danseurs, des sauteurs et des figures académiques, on n'aurait pas la moitié de celles qu'ont imaginées les Tao-Ssé.

« Les différentes manières de roidir, de plier, d'élever et d'abaisser, de courber et d'étendre, d'éloigner et de rapprocher les bras et les jambes forment seules des attitudes prodigieusement variées.

« La tête, les yeux et la langue, ont aussi leurs mouvements et leurs positions.

« La langue, qui est le *dragon rouge* dans le langage des Tao-Ssé, est chargée, selon l'espèce de Cong-Fou, de faire dans la bouche des balancements, des pulsations, des frottements, des élancements, etc., et d'exciter la salivation.

« Les yeux se ferment, s'ouvrent, tournent, se fixent et clignotent.

Respiration.

« Il y a trois manières de respirer :

« La première, par la bouche ;

« La deuxième, par le nez ;

« Dans la troisième, l'inspiration et l'expiration se font, l'une par la bouche, l'autre par le nez.

« Dans ces trois manières de respirer, tantôt c'est l'inspiration qui est précipitée, filée, pleine ou éteinte ; tantôt c'est l'expiration ; tantôt aussi elles le sont l'une et l'autre.

« *Précipitée* signifie qu'elle se fait, pour ainsi dire, tout à la fois et dans un instant presque indivisible, comme il arrive à un homme qui sort tout à coup de l'eau où il est resté quelque temps.

« *Filée*, c'est-à-dire qu'elle est tellement lente et faible, qu'on n'entend ni l'entrée ni la sortie de l'air.

« *Pleine*, c'est lorsque l'air entre dans le poumon, ou en sort comme à pleine bouche et à plein nez.

« *Éteinte*, c'est-à-dire si délicate, si languissante et si traînée, qu'elle devient comme insensible.

« Outre ces différences principales, qui sont comme la base du Cong-Fou pour la respiration, on distingue encore l'inspiration et l'expiration :

« 1° Par *sifflement*, en laissant une si petite ouverture à la bouche, que l'air y entre ou en sorte avec une rapidité qui le refroidit et fait du bruit ;

« 2° Par *haleinée*, en ouvrant tellement la bouche que l'air y entre ou en sorte subitement, par un mouvement d'inspiration et d'expiration très-fort ;

« 3° Par *sauts*, c'est-à-dire qu'en traînant l'inspiration ou l'expiration pour la faire durer, il se fait des mouvements brusques de poumon qui lui donnent des espèces d'élans ;

« 4° Par *répétition*, en sorte qu'il y a trois inspirations consécutives avant une expiration, et *vice versâ*, deux et trois expirations contre une seule inspiration ;

« 5° Par *attraction* et *déglutition*, en tirant comme de son estomac l'air dont se remplit le poumon, ou avalant celui qui en sort par l'expiration, en sorte que ce dernier se perd dans la bouche et descend dans les entrailles.

« Il y a encore diverses manières de respirer dans le Cong-Fou ; mais, outre que les nuances qui les distinguent les unes des autres ne sont que des raffinements des bonzes, il serait très-difficile d'en parler de manière à se faire entendre ; car, à moins d'avoir vu opérer un homme bien initié et exercé, on ne comprend rien à ce qu'en disent les Tao-Ssé, dans *leurs livres*. Dans le peu même que nous en avons dit, il y a bien des choses dont nous ne nous serions pas tiré, si un néophite, qui avait fait le Cong-Fou lorsqu'il était encore idolâtre, ne nous avait expliqué cette singulière théorie.

« Les détails où nous venons d'entrer supposés, nous disons que le Cong-Fou consiste dans une certaine posture en laquelle on se tient quelque temps en respirant de quelqu'une des manières dont nous avons parlé. L'art doit les choisir et les combiner, les varier et les faire répéter, selon la maladie qu'il s'agit de guérir.

« Le matin est le vrai temps du Cong-Fou. Après le sommeil de la nuit, le sang est plus reposé, les humeurs plus tranquilles, et les organes plus souples, surtout si on a eu l'attention de souper légèrement. Les gens replets ou chargés d'humeurs y gagnent toujours à ne rien manger la veille, et cette préparation est absolument nécessaire pour certaines maladies.... »

On trouve dans l'ouvrage du père Amiot 20 gravures avec l'énumération des maladies qu'elles guérissent. Mais l'auteur, n'étant ni médecin ni gymnaste, n'a pas décrit les mouvements qu'on exécutait dans les attitudes figurées ni la manière de respirer, ce qui est indispensable pour juger de la méthode.

Je ne parlerai que de la quinzième figure qui représente un homme couché en souplesse sur le ventre, la plante des pieds et l'extrémité des doigts des membres supérieurs placés dans la direction de bas en haut. On débite de cette attitude bien des cures de gravelle, de sables dans les reins et de calculs biliaires. On comprend en effet que, si l'on fait dans cette position des mouvements de balancement et qu'on se roule sur le ventre, les calculs engagés ou arrêtés dans le canal cystique où les uretères se trouvent déplacés, cheminent dans ces canaux jusque dans l'intestin ou la vessie, d'où ils sont ensuite expulsés beaucoup plus facilement.

Je m'en tiens à ce simple exposé ; un jour peut-être, après avoir trouvé des mouvements convenables pour les attitudes qui nous sont données dans les gravures du mémoire du père Amiot, je pourrai donner des explications plus complètes sur les guérisons qu'ils prétendent obtenir par ces moyens.

J'arrive maintenant aux explications qu'ils nous donnent sur la manière d'agir de leur système et sur ce qui lui a servi de base.

Ces explications ne manquent pas d'intérêt, ainsi qu'on en peut juger par ce qui suit.

Le mouvement établit l'équilibre de la circulation.

La respiration est le balancier qui entretient le mouvement de composition du sang.

Le mouvement pratiqué de certaines manières augmente ou diminue les deux obstacles de la circulation : pesanteur et frottement.

La respiration, pratiquée d'après des règles spéciales, change le mode de vitalité de certains organes.

Plus la circulation a été gênée en un endroit, plus elle s'active en cet endroit, une fois l'obstacle levé.

Il est certain que le cœur est le premier organe de la circulation et la force qu'il a pour la produire et la conserver est une des grandes merveilles de la nature.

Les battements du cœur augmentent ou diminuent suivant l'accélération ou le retardement de la circulation.

La respiration change la composition et la proportion des principes du sang et agit sur les sécrétions.

La conséquence thérapeutique de ces principes est que :

Si la circulation est gênée dans un endroit, il en résulte un engorgement dans les capillaires par la stase veineuse. Si l'on fait mouvoir cet organe engorgé, la circulation devient de plus en plus gêné et l'engorgement augmente. Si l'on continue le mouvement, comme il active la circulation, l'obstacle finit par être surmonté ; et plus la circulation a été gênée en un endroit, plus elle s'y fait avec force, quand elle est rétablie. Il s'ensuit qu'une fois l'obstacle vaincu, si l'on continue le mouvement, l'engorgement ne tarde pas à se dissiper.

Dans les cas de luxations des vertèbres, ils emploient des mouvements spéciaux et font exécuter des inspirations profondes et prolongées pour que les muscles de la respiration concourent à la réduction.

La guérison des coliques hépatiques et néphrétiques par le procédé indiqué plus haut est aussi une application de leur système.

On voit par ce qui précède, que les Chinois sont très-versés dans la connaissance du mouvement et de la respiration. Pour compléter leur théorie, il ne leur manque que de savoir que le volume du cœur diminue promptement par l'accélération et l'étendue des mouvements respiratoires.

Il existe d'autres écrits qui témoignent combien ils se sont occupés de toutes ces questions; ainsi, dans une encyclopédie en 64 volumes, publiée à la fin du seizième siècle sous le titre de *San-Tsaï-Ton-Hoeï*, on trouve une collection de gravures sur bois, représentant des figures anatomiques et des exercices gymnastiques avec un texte explicatif. Il nous est donc permis de croire qu'ils possèdent aussi quelques écrits de gymnastique médicale.

Parmi les mouvements qui sont du domaine de cette méthode, on comprend le massage, la friction, la pression, la percussion, la vibration, et beaucoup d'autres mouvements passifs dont l'application, faite avec intelligence, produit des effets essentiellement hygiéniques et curatifs.

Or, ces différents mouvements sont en usage en Chine depuis les temps les plus reculés. On les emploie pour dissiper la rigidité des muscles occasionnée par la fatigue, les contractions spasmodiques, les douleurs rhumatismales, après la résolution des fractures, et dans beaucoup de cas de pléthore sanguine, au lieu de la saignée. Ces pratiques sont aujourd'hui passées dans les habitudes de la nation; et ceux qui en sont chargés sont ordinairement les barbiers, comme cela se pratiquait en Europe au moyen âge, ou des gens qui se promènent dans les rues en avertissant les habitants de leur présence par le bruit de quelque instrument. La plupart des voyageurs font mention de cet usage et de ses effets salutaires.

Gymnastique médicale chez les Indous.

Dans ce pays il existe aussi une méthode de traitement des maladies par le mouvement, presque aussi ancienne que le Cong-Fou des Chinois. Aucun historien d'Europe ne s'est encore chargé de la rédiger en corps de doctrine. Tout ce que l'on sait à cet égard, c'est qu'il existe une certaine caste de prêtres possédant seuls les livres qui donnent la description de cette science qui comprend : l'art de retenir son haleine, le bain de sable, certains mouvements, la percussion, le massage, la friction et les onctions sur la peau. Ces quatre derniers moyens sont même fréquemment employés comme hygiène par les nababs du pays. C'est de chez eux qu'on a importé la lutte, l'escrime au sabre et l'escrime au bâton.

Historique de la gymnastique médicale chez les Grecs et les Romains jusqu'à Oribase.

L'éducation et la manière de vivre des Grecs eurent une grande influence sur le développement de leur esprit, et contribuèrent surtout à perfectionner la médecine.

Divers exercices gymnastiques qui, dès les temps les plus reculés, étaient déjà soumis à certaines lois chez les Lydiens, les Phéaciens et les héros d'Homère, faisaient partie de l'éducation des hommes libres. Ces exercices firent perdre à la nation le goût barbare de la guerre en même temps qu'ils donnèrent au corps de la souplesse et de la force et imprimèrent à l'esprit une activité continuelle, heureux résultat de la santé et de la vigueur. A ces divers jeux on joignait, par la plus heureuse des alliances, l'enseignement des connaissances importantes au bonheur et au maintien de la société.

Les jeunes gens n'étaient admis dans le monde que quand leur corps avait acquis ainsi la force et le développement convenables.

Quels progrès immenses durent faire les sciences et les arts pratiqués non par des êtres languissants, valétudinaires et gâtés par une mauvaise éducation, mais par des hommes robustes, bien portants, dont le physique athlétique devait procurer une énergie étonnante aux facultés morales.

Les exercices gymnastiques avaient en outre un but politique : ils formaient le lien par lequel les nations s'unissaient entre elles.

Toute la Grèce se rassemblait après un laps de temps déterminé, à Olympe, à Delphes, à Némée et dans l'isthme de Corinthe. On y célébrait des luttes et d'autres jeux devant un peuple immense, on y exposait au jugement du public les ouvrages des artistes les plus célèbres. Les poëtes et les philosophes y faisaient lecture de leurs compositions les plus brillantes. Les citoyens les plus distingués étaient ambitieux de la gloire qu'on y acquérait. Dans quel pays, dans quelle nation les productions du goût et de l'esprit ont-elles obtenu des récompenses aussi flatteuses et des honneurs aussi éclatants ? Les gymnases étaient les écoles où la jeunesse se préparait à tous les genres de triomphe. Les jeux de la Grèce avaient une influence immédiate sur l'art de guérir, parce que la gymnastique paraît agir sur la conservation de la santé autant que la médecine sur la guérison des maladies. C'est pour cette raison que les gymnases étaient consacrés à Apollon.

Le peuple romain n'attacha pas moins d'importance que les Grecs à la gymnastique pour l'éducation des jeunes gens. Ce fut cet art emprunté de la Grèce qui, au milieu de l'Italie, présida à l'éducation des armées romaines et les rendit susceptibles de cette vigueur corporelle et de cette discipline qui maîtrisèrent le monde connu de leur temps. L'agilité, la force, le courage tenaient leur rang à côté des qualités les plus estimées de l'esprit et du génie ; souvent elles se trouvaient réunies ou heureusement combinées. En conquérant la Grèce, les Romains importèrent chez eux les jeux olympiques des vaincus, mais en les dénaturant. Ce n'était plus alors que des jeux où régnait une licence effrénée, des combats sanglants qui se terminaient souvent par des immolations de victimes humaines. Cependant chez eux les gymnases se conservèrent, et les descriptions qui nous restent de ces établissements nous prouvent assez l'importance qu'ils leur attachaient. Ils étaient bâtis sur un terrain plat au bord d'une rivière qui procurait toute facilité pour le bain et la natation. Les bains publics élevés à Rome avec la plus grande magnificence pourraient faire soupçonner qu'ils ne servaient qu'à la sensualité, si on ne les trouvait liés à la gymnastique.

Mais je reviens à la Grèce qui fut le berceau de la gymnastique, et fonda la première des établissements où l'on enseignait cet art, et où s'exerçait la médecine populaire.

A Sparte, les femmes fréquentaient le gymnase et se livraient aux mêmes exercices que les hommes jusqu'à leur mariage; à cette époque, elles ne le fréquentaient plus, consacrant leur temps aux devoirs du ménage. Il paraît que les Spartiates faisaient usage de l'étuve sèche, puisqu'à Rome cette sorte d'étuve portait le nom de *laconicum*.

Les directeurs du gymnase appelés gymnasiarques ou palestrophylax réglaient le régime des jeunes gens; les sous-directeurs ou gymnastes traitaient les maladies qui se présentaient, et les subalternes, baigneurs aliptes, iatraliptes faisaient les saignées, donnaient les lavements, pansaient les plaies, les ulcères et les fractures.

Deux de ces gymnasiarques, Iccus, de Tarente, et Hérodicus, de Sélivrée, méritent particulièrement notre attention parce qu'ils ont contribué à unir plus étroitement la médecine et la gymnastique, et qu'ils en sont considérés comme les inventeurs.

Iccus s'attacha de préférence à corriger le régime des athlètes, à les habituer à une plus grande sobriété, vertu dont lui-même était le modèle parfait. Hérodicus vivait à Athènes peu de temps avant la guerre du Péloponèse. Platon rapporte qu'il était non-seulement sophiste, mais encore maître de gymnase. Il jouissait, dit le même auteur, d'une très-faible santé, et essaya de contribuer à son rétablissement par les exercices de la gymnastique. Il réussit au delà de ses désirs, et parvint jusqu'à une extrême vieillesse. Il fit part de sa méthode à ses concitoyens et contribua par là à prolonger les jours d'un grand nombre de personnes infirmes ou délicates. Avant lui la diététique médicale avait été tout à fait négligée, surtout par les Asclépiades. Si l'on prend à la lettre le récit de Platon, il abusa beaucoup de la gymnastique. En effet, il recommandait à ses malades de parcourir les 180 stades (environ 10 lieues) qui séparent Athènes de Mégare et de revenir sur leurs pas dès qu'ils auraient atteint les murs de cette dernière ville.

Hippocrate, son élève, est d'accord en cela avec Platon : « Hérodicus, dit-il, faisait périr les personnes atteintes de la fièvre par des promenades et des exercices forcés, et beaucoup de ses malades se trouvaient fort mal de ses frictions sèches. » Aristote rapporte qu'il se faisait payer par les malades auxquels il accordait ses soins.

Depuis Hérodicus et Iccus, les médecins de l'antiquité qui se sont le plus occupés de cette question sont :

Hippocrate (environ 430 avant Jésus-Christ) adopta tout ce qu'il y avait de bon dans les idées de ses prédécesseurs et fit de l'exercice la base de sa diététique; ce fut lui qui donna pour la première fois toute la théorie des frictions et de ses applications thérapeutiques. Il reproche à la lutte manuelle de développer exclusivement les mains et les avant-bras aux dépens du reste du corps. Il fit le premier observer que le plus haut degré de la force athlétique touche à la maladie. Quelques statues antiques nous donnent une idée de la force à laquelle on peut arriver; nous ne voyons que fort rarement de tels hommes parmi nous. Tous les anciens blâment cet état excessif et le regardent comme hors des termes de la nature et nuisible aux fonctions et à la stabilité de l'esprit; c'est à cet état sans doute qu'il faut appliquer cet aphorisme d'Hippocrate : « Il est dangereux de parvenir au plus haut degré de vigueur dans les exercices gymnastiques : en effet, cet état ne peut rester toujours au même point ni se soutenir sans variations. Donc, puisqu'il ne peut se soutenir ainsi et que cependant il ne peut s'améliorer, il est nécessaire qu'il empire ; c'est pour cela qu'il est utile de dissoudre sans différer cet excès de vigueur par des purgatifs et des saignées, afin que le corps se restaure de nouveau. » Il blâmait l'excès de l'équitation, qui occasionne, disait-il, des douleurs articulaires, des sciatiques et la goutte ; celui qui s'y livre est peu enclin aux plaisirs de l'amour. Il recommande la course plus en hiver qu'en été ; la course circulaire fait maigrir, la course à toutes jambes dessèche très-promptement et est nuisible, parce qu'elle cause des convulsions. L'exercice est surtout salutaire avant le repas ; un trop violent exercice empêche l'assimilation de se faire. C'est de la proportion exacte entre l'exercice et la santé que résulte l'harmonie des fonctions. La nourriture prise en trop grande quantité proportionnellement à l'exercice donne des nuits inquiètes et agitées par des rêves effrayants ; mais tout ce cortége de symptômes se dissipe promptement par la diminution des aliments et l'augmentation de l'exercice. La gestation active l'absorption et donne de l'appétit ; il en est de même de toute gymnastique douce et modérée, d'une promenade tranquille, d'une lecture agréable, d'un chant qui nous récrée.

Polybe, gendre et disciple d'Hippocrate, Dioclès, Praxagore, Philotime, Érosistrate, Hérophile et Théon. marchèrent dans la même voie que le père de la médecine, et furent, comme lui, très-grands partisans de l'exercice, dont ils vantèrent les bons effets dans leurs écrits.

Asclépiade de Bythinie, qui vivait sous Pompée, d'après l'*Encyclopédie universelle* de d'Alembert et Diderot, et sous Néron, d'après Sprengel, fut l'un des médecins les plus distingués de cette époque. Il vantait particulièrement les frictions, qui raffermissent les chairs quand elles sont faites rudement, les ramollissent, au contraire, quand elles sont faites avec légèreté. Dans les affections chroniques, il conseillait de respirer profondément et de retenir son haleine pendant les frictions, qu'il faisait faire jusqu'à ce que le malade tombât dans un sommeil qu'il croyait très-salutaire. L'exercice sur l'eau ou dans une voiture douce lui paraissait aussi un moyen efficace pour dissiper les obstructions, et il en avait tracé la règle avec beaucoup de justesse. Il employait encore comme excellent remède diététique le mouvement dans un lit suspendu. Ce fut lui qui se servit le premier des douches, car il paraît qu'on doit interpréter ainsi *balineæ pensiles*. Il a ordonné très-souvent les bains froids et les infusions d'eau froide. Il ne négligeait pas non plus la déclamation, le rire, le chant et la musique, dans le traitement des maladies. Les bains chauds et les frictions avec les corps gras étaient ses moyens favoris contre le tétanos et l'iléus. Il se rendit surtout célèbre par ses inventions pour faciliter les frictions et les rendre agréables. Les médecins de son temps envoyaient de Rome à Alexandrie les malades atteints de consomption, et ce voyage était fécond en heureux résultats que l'on attribuait en partie au changement d'air, en partie au mouvement du vaisseau. Les auteurs de ce temps abondent en mentions de cures extraordinaires obtenues par ces divers moyens. On doit croire qu'ils ont produit souvent d'excellents effets qu'on a sans doute beaucoup exagérés.

Titus Aufidius, élève d'Asclépiade, marcha sur les traces de son maître, ordonna des frictions à ses malades atteints de pleurésie, et eut recours, pour guérir la mélancolie, à la flagellation, aux ligatures et à l'abstinence.

Le plus célèbre des élèves d'Asclépiade fut, sans contredit, Thémison, fondateur de l'école méthodique proprement dite. Il croyait pouvoir guérir les péripneumonies, même les plus intenses, au moyen de l'huile et des bains. Un exercice violent lui paraissait salutaire dans un grand nombre de maladies aiguës. Dans la goutte, il conseillait l'équitation. Après avoir fait parcourir douze stades aux hydropiques, il pratiquait la ponction.

Musa, affranchi d'Auguste, parvint, par l'usage des bains froids, à le guérir d'une maladie grave sur laquelle les historiens ne donnent pas de renseignements exacts.

Charmis, de Marseille, fit revivre à Rome l'usage des bains froids.

Cornélius Celse, qui fut, d'après Bianconi, le sécrétaire particulier de l'empereur Tibère, nous a laissé un grand nombre d'écrits dans lesquels il apprécie les méthodes anciennes, recommande surtout les frictions, l'exercice et les bains, pour les affections chroniques; la course, la marche prolongée et tout exercice violent, pour les ulcères de la gorge, la convulsion canine et la toux sèche. Il conseille de lire haut pour activer les fonctions languissantes.

Cœlius Aurélianus prétend que la course dissipe la colique, attribue à l'escrime la propriété de fortifier les membres, de remédier à plusieurs maladies, et surtout à l'obésité.

Théodore Priscien recommande la course aux rateleux et la défend aux épileptiques.

Soranus, d'Éphèse, Moschion, Rufus, Marinus, Dioscoride, d'Anazarbe, Érotien, Pline l'ancien, Pline le jeune, Plutarque, Agathinus, Aulu-Gelle, nous prouvent assez dans leurs écrits combien la gymnastique occupait une grande place dans la thérapeutique d'alors.

Arétée recommandait le pugilat dans les vertiges : en général, tous les auteurs se sont élevés avec juste raison contre cet exercice. Il vante la course modérée dans le cas de vertige, de lèpre, plus particulièrement celle que l'on appelle *éléphantiasis*, croit l'exercice du palet utile à ceux qui ont des vertiges, parce qu'il prétend que certaines secousses de la tête et des bras peuvent contribuer à la guérison de cette maladie.

Dans un petit ouvrage parvenu jusqu'à nous, écrit par Cassius l'iatrosophiste, probablement contemporain d'Arétée, l'auteur reconnaît les avantages d'un exercice modéré et explique fort ingénieusement les suites d'un exercice outré qui opère une répercussion de bas en haut, de même qu'un corps se relève lorsqu'on le lance avec force contre le sol, tandis qu'il reste immobile lorsqu'on le laisse tomber doucement.

Hérodote, élève d'Agathinus. médecin à Rome sous le règne de Trajan, enrichit la thérapeutique générale et la diététique de ses observations. Il recommandait tous les exercices gymnastiques, et l'équitation en particulier. Dans les maladies aiguës, les bains d'huile, la natation dans la mer et les eaux minérales. Il conseillait les bains de sable chaud aux goutteux, aux asthmatiques et aux hydropiques.

Antyllus, qui vivait dans le même siècle, du temps de Valens, recommande la course en arrière, modérée, qui produit de bons effets pour la tête, les yeux, les tendons, l'estomac et les lombes. Il soumit la position du malade, le sommeil, et surtout les exercices gymnastiques, à certaines règles qu'il établit avec beaucoup de prudence et dont je parlerai plus loin.

Galien, de Pergame (Asie-Mineure), médecin du jeune empereur Commode, l'un des plus grands médecins de l'antiquité, nous a laissé de nombreux écrits parmi lesquels se trouve un excellent traité de l'exercice au point de vue médical. Il s'était fait une luxation claviculo-susacromiale en se livrant à l'exercice de la lutte. Il nous dit que les athlètes étaient sujets à des accidents subits, comme à des coups de sang, à des hémorrhagies, etc. Il était rare qu'ils vécussent fort longtemps. Comme Hippocrate, il a blâmé ceux qui se livraient à un exercice continuel, développant leur corps aux dépens de leur intelligence. Il ne parle du pugilat que pour le flétrir. Il fit maigrir un individu chargé d'embonpoint en lui prescrivant de courir tous les matins jusqu'à ce qu'il fût baigné de sueur.

Il range le disque dans les exercices violents, le conseille à ceux que leur plénitude met dans le besoin d'être purgés ou saignés et que quelques circonstances empêchent d'avoir recours à l'un ou à l'autre de ces moyens. Du reste, nous en reparlerons un peu plus loin.

Oribase, ami et médecin de l'empereur Julien, fit, à la demande de ce dernier, des extraits de tous les ouvrages publiés par les anciens, qu'il divisa en 70 volumes. Souvent il a paraphrasé les auteurs qu'il copiait, de sorte que les extraits sont plus clairs que les originaux. Il a consacré à la gymnastique un livre tout entier qui résume très-bien l'état de cet art au point de vue médical à cette époque. Pour donner une idée du grand rôle que jouait la gymnastique dans l'antiquité, je ne puis mieux faire que d'en donner l'analyse.

État de la gymnastique médicale dans l'antiquité, d'après Oribase.

Les anciens, Oribase entre autres, rangeaient la position qu'on prend pendant le repos, la veille, le sommeil et la déclamation dans les exercices.

Du coucher (tiré d'Antyllus). — Toute position n'est pas indifférente à la marche de la maladie ; ainsi il convient d'être couché la tête élevée pour les maladies aiguës et les affections de poitrine. La position horizontale et sur le dos convient dans la gastrite, la dysentérie et l'inflexion de l'utérus. Elle est au contraire nuisible dans la gonorrhée, le satyriasis et l'affection des reins à cause de la compression des lombes. Le repos convient dans les maladies et après le repas.

Du sommeil et de la veille (par Galien). — Le sommeil est réparateur, convient surtout à la fin des fièvres, quelquefois présage de la mort. Quand il existe une hémorrhagie causée par une plaie, le sommeil l'arrête, la veille la rappelle.

Utilité du sommeil (tiré d'Antyllus). — Le sommeil relâche le système musculaire et spirituel, rend la circulation uniforme et arrête les flux. Dans une fièvre réglée, le sommeil dès le début de la fièvre est mauvais, celui de la fin est seul réparateur. Dans les maladies continues, la nuit est plus propice au sommeil que le jour ; et, dans le jour, l'heure la plus propice au repos est celle depuis le lever du soleil jusqu'à midi.

Veille (tiré d'Antyllus). — Elle dissipe la pléthore, active la circulation et la respiration.

Conversation (tiré d'Antyllus). — Elle fatigue et épuise les forces dans les fièvres, occasionne dans ces cas des vomissements et des céphalées, ne convient pas non plus dans les ophthalmies, les hémorrhagies nasales et les hémoptysies ; elle est utile pour secouer le sommeil.

Déclamation (tiré d'Antyllus). — Elle diminue la chaleur animale, améliore la voix, arrête les vomissements dus à une lésion de l'orifice de l'estomac, dissipe les aigreurs, facilite la respiration chez les paralytiques, les hydropiques et les asthmatiques ; est utile dans la convalescence, mais ne doit pas être portée jusqu'à la fatigue. Pour bien déclamer, on doit d'abord aller à la selle, se faire frictionner doucement, réciter un morceau par cœur, parler d'abord lentement et ensuite plus vite, prendre une position convenable pour que la cage thoracique se dilate complétement. Ses effets sont de dilater la poitrine et les vésicules pulmonaires, d'augmenter ou diminuer notre température, de laisser s'échapper la vapeur d'eau du sang et de favoriser l'expulsion des crachats et du mucus. Elle est nuisible dans les cas d'hémoptysie, car la grande quantité d'air inspiré active la circulation, irrite le poumon et la rend plus abondante. D'après ce simple exposé, on voit que l'explication et les préceptes que les anciens nous donnent à ce sujet sont les mêmes que de nos jours.

De l'exercice (tiré de Galien). — L'exercice est tout mouvement qui fait changer la respiration. La friction qui le précède doit se faire dans une chambre dont la température soit modérée. On doit se livrer à toute espèce d'exercice pour que chaque partie du corps exécute sa fonction propre. On ne doit pas se livrer de suite aux exercices violents, si on le fait on s'expose à la rupture musculaire et à l'entorse. On doit s'y livrer avant le repas.

Oribase décrit ensuite presque tous les mouvements qui sont en usage de nos jours dans nos gymnases ; aussi je me contenterai de parler de ceux qui sont restés dans l'oubli. Il existait une espèce de course qui se faisait en ecphlétrisant, c'est-à-dire en parcourant une courbe qui représentait une demi-circonférence revenant ensuite en arrière en décrivant une autre courbe inscrite dans la première, et par conséquent plus petite et continuant toujours et *vice versa* en rétrécissant toujours la demi-circonférence jusqu'à ce qu'elle fût réduite en un point. Je note aussi en passant la course en pithylisant, c'est-à-dire en marchant sur la pointe des pieds, soulevant les bras et les faisant mouvoir l'un en avant et l'autre en arrière. Il y avait aussi une espèce de lutte qui consistait à se rouler seul ou à plusieurs. Pour eux l'action de courir avec rapidité en faisant mouvoir les membres chargés de poids ou en mettant des plaques de plomb sur les épaules était un exercice violent. Pour Galien, l'équitation était un mouvement mixte jouissant d'une grande efficacité dans les cas d'obstructions. Parmi les mouvements mixtes on rangeait la promenade en voiture, en chaise à porteurs et la navigation ; on en faisait usage dans les cas d'obstructions.

Frictions (tiré de Celse et d'Hippocrate). — On peut les diviser en neuf classes :

Qualités.	Quantités.		
Rude..................................	Courte,	moyenne,	prolongée.
Moyenne..............................	—	—	—
Molle..................................	—	—	—

La friction rude répare les tissus, donne de la fermeté aux chairs et de l'élasticité aux tissus. La friction molle quand elle est prolongée fait prendre de l'embonpoint. Ils frictionnaient le matin ceux qui étaient épuisés par des excès vénériens, des bains trop fréquents ou de longues courses. Ils recommandaient les frictions molles à l'huile pour remédier à l'abus des excès alcooliques. La friction sèche se faisait avec des linges de laine ou des gants. La friction du soir convient surtout aux personnes qui ont fait de rudes travaux dans la journée. Si la peau est très-sèche, il faut l'oindre modérément en la malaxant un peu avant la friction.

De la friction comme moyen curatif (tiré d'Hérodote). — Dans les fièvres, au commencement ou à la fin de l'accès, les frictions rudes faites promptement par quatre ou six hommes pour commencer, plus douces ensuite et pour terminer rapides et accompagnées de malaxation. En cas d'amélioration, immédiatement après, bien-être, cessation de la fièvre et facies meilleur. S'il ne se montre rien d'appréciable, c'est au médecin à juger ce qu'il lui reste à faire. Il est probable qu'Hérodote a voulu parler des fièvres intermittentes, car dans ce cas les frictions auraient la vertu d'un révulsif énergique. Je crois qu'on pourrait expérimenter ce moyen dans une terrible maladie jusqu'à présent au-dessus des ressources de l'art : je veux parler de la méningite aiguë; on en retirerait peut-être de bons effets.

De la promenade (tiré d'Antyllus). —La promenade est un moyen de traitement dans les affections de la tête (probablement les névralgies), dans celles des yeux, de la luette, de la poitrine (probablement la phthisie), excepté toutefois quand il y a crachement de sang dans la dysménorrhée, la ménorrhée, la constipation, la rétention d'urines, la sciatique,les vomissements abondants. Il faut éviter de se promener dans les lieux où il y a de la rosée, de s'abriter à l'ombre de certains arbres, fuir les rayons d'un soleil trop ardent.

De la course. — On en distingue trois espèces : la course simple, celle en arrière ou anatrochasme. La course est utile dans les cas de dyspepsie, de gonorrhée, de maladie des reins, de coliques produites par des champignons vénéneux, de morsure du scorpion. Dans cette dernière maladie le mouvement produit d'abord de la douleur qui ne tarde pas à se dissiper.

Du mouvement passif.—Il doit être employé par ceux qui ne peuvent faire autrement, par exemple, par les fébricitants; mais il doit être prolongé. Dans le coma, il agit comme l'ellébore blanc; mais il ne convient pas du tout à ceux qui ont des maladies de poitrine.

Du mouvement passif dans les fièvres.—Pendant les trois premiers jours, Hérodote faisait faire de cinq à dix stades à ses fébricitants, puis augmentait de cinq stades par jour jusqu'à trente et faisait exécuter des mouvements passifs jusqu'à ce que ses malades se fussent endormis.

Exercice du cerceau.—Antyllus dit qu'il doit être assez grand pour aller jusqu'à la mamelle, et qu'on doit s'y livrer avant le repas ou le bain.

Natation. — La natation en mer convient aux hydropiques, aux psoriques et aux dartreux dans les cas de fluxions aux jambes, d'éléphantiasis, d'enflures nuisibles à la tête. L'usage des bains d'eaux minérales est nuisible. On doit se frictionner et entrer brusquement dans l'eau.

Lutte. — La lutte violente fait maigrir, modérée elle convient aux convalescents, à terre elle est bonne pour les genoux et l'abdomen.

Combat simulé.—Il dissipe la fatigue, renforce les épaules, guérit le désordre des nerfs et le tremblement (probablement la chorée).

Saut.—Le saut simple convient dans les maladies chroniques de la tête, de la poitrine, à ceux dont les jambes sont faibles, mal nourries, décharnées, engourdies ou tremblantes. Le saut contre les fèces ou le saut des Lacédémoniennes provoque les règles, fait avorter les embryons, favorise l'expulsion de l'arrière-faix quand il est retenu, fait redescendre l'utérus quand il est remonté, et provoque des hémorroïdes.

Corycos. — Le corycos est une balle creuse remplie de grains de figue, de farine ou de sable, qui est attachée au plafond et descend jusqu'à la hauteur de l'ombilic. On la balance avec les mains et on doit l'éviter ou la recevoir en allant à sa rencontre. Cet exercice développe les muscles de l'épaule et de toute l'économie et est profitable à tous les viscères.

Haltères.—Le jeu des haltères est un exercice rude qui convient aux personnes affectées de fluxions, de faiblesse, de dyspepsie, de maladies de l'orifice de l'estomac. Il développe fortement les épaules et les rend charnues, mais ne convient ni à la tête ni à la poitrine. Tantôt on lance les haltères en étendant et en fléchissant tour à tour les bras, tantôt on les tient seulement dans les mains en étendant les bras au-devant de soi. Ordinairement on fait subir aux bras un petit mouvement, et ceux qui s'exercent marchent et les secouent à la manière des pugilateurs. D'autres fois on fléchit l'épine du dos en faisant accorder ce mouvement avec une flexion légère des bras. Le premier genre d'exercice produit les effets énumérés. Le second fortifie les jambes et les nerfs et fait descendre les matières dans le rectum. Le troisième fait profiter l'épine du dos et les lombes, mais il met la tête dans un état très-fâcheux.

Marche. — Sur un terrain accidenté elle fortifie les poumons et les jambes; si on porte en même temps des haltères elle exerce à la fois tout le corps et est très-fatigante.

Combat.—Le combat en armes n'est point médical ni hygiénique; il donne des chairs molles, est nuisible à la tête et n'a qu'une seule propriété vraiment utile, c'est d'agrandir la cavité thoracique.

Danse. — Elle était recommandée comme pouvant remplacer les autres exercices; elle est très-agréable à l'esprit et favorable pour toutes les fonctions organiques. Galien se plaint que l'on s'y livrait trop de son temps, et que pour elle on négligeait les sciences et les arts.

Comme on le voit, d'après ce court exposé, le mouvement était une des bases principales de la thérapeutique des anciens. On y trouve plus d'un renseignement utile même de nos jours.

Énumération des principaux auteurs qui ont écrit sur ce sujet depuis Oribase jusqu'au seizième siècle.

Après Oribase, la gymnastique médicale commença à péricliter et fut insensiblement abandonnée à mesure que l'empire romain perdit de sa splendeur. Il ne paraît pas que du temps des Arabes on fît usage d'aucune partie de la gymnastique ancienne, si ce n'est des bains dont les établissements publics se sont conservés dans l'Orient. Pendant une période de 1200 ans qui sépare le siècle d'Oribase de celui de Mercuriali, on ne trouve plus que çà et là quelques écrits qui ne font que de le reproduire presque textuellement et s'efforcent par là de retarder la chute de cet art. Aussi une courte énumération de ces auteurs suffit pour combler cette lacune.

Vers 540 après J.-C., Aetius, d'Amède, en Mésopotamie, médecin à la cour de Constantinople, suivit la même marche qu'Oribase. Son ouvrage n'est qu'une vaste compilation, il y préconise les effets thérapeutiques de la déclamation dans les maux d'estomac et dans les rapports acides. Dans le même temps que lui vivait Alexandre, de Tralles, grand partisan du mouvement.

En l'an 680 après J.-C., Paul, dÉgine, rédigea un ouvrage modestement intitulé : *Extrait des anciens ouvrages sur la médecine* et dans lequel il assure avoir imité Oribase. On y trouve, en effet, des chapitres entiers copiés littéralement de Galien, Aétius, et d'Oribase. Il défend la course violente à ceux qui sont sujets aux descentes herniaires

Rhazès, médecin arabe, né à Ray, ville de l'Irack, mort en l'an 923 apr J.-C., disait que les moyens empruntés à la diététique guérissent mieux que les médicaments. Il suivait la méthode d'Hippocrate et de Galien et a extrait beaucoup de passages d'Oribase.

A la fin du Xe siècle et dans le commencement du XIe, Avicennes, pour la rédaction de son grand ouvrage *le Canon*, se servit des œuvres de Galien, Aetius, Aristote ou un autre Grec.

Averrhoès, autre médecin arabe de Cordoue, qui vécut dans le XIIe siècle, rédigea aussi ses ouvrages d'après Aristote, Platon et Galien.

Jean Actuarius, qui exerça la médecine vers la fin du XIIIe siècle à Constantinople, commenta les ouvrages de Galien, et publia plusieurs écrits qui renferment des passages dignes de remarque et très-instructifs sur la médecine de son temps. Ils ont, outre cela, l'avantage d'être bien écrits, mérite assez rare chez les auteurs de cette époque. Le troisième livre de la *Méthode de l'art de guérir* contient quelques renseignements sur l'usage des bains et de l'exercice. Ce sujet est traité sommairement et on n'y trouve rien de nouveau.

Du XIIIe au XVIe siècle la gymnastique fut oubliée tout à fait et ce ne fut qu'à cette époque que parut une longue suite d'auteurs qui firent de puissants efforts pour sa réédification et dont nous parlerons dans les chapitres suivants.

CHAPITRE II.

DE LA GYMNASTIQUE MÉDICALE DU XVIe AU XIXe SIÈCLE.

Comme je l'ai dit dans le chapitre précédent, cet art était tombé dans un tel discrédit, que personne, depuis trois siècles, n'avait osé en conseiller l'usage ni même en parler. Mais le XVIe siècle, qui fut l'époque de la rénovation des sciences et des belles-lettres, fut aussi celui où l'on essaya de le tirer de l'oubli.

Les auteurs qui ont écrit sur ce sujet pendant les trois siècles qui suivent se contentèrent de scruter les ouvrages anciens, d'en extraire ce qui leur parut le meilleur, et de rajeunir les théories anciennes, par les leurs, plus nouvelles à la vérité, mais aussi souvent, fausses. Cependant, comme ils ont travaillé avec zèle à la réhabilitation de cet art, quoique leurs efforts soient restés stériles pendant longtemps, ils occupent une grande place dans cet historique, car ils ont préparé les voies, et leurs écrits ont servi à poser les bases de la gymnastique actuelle.

Seizième siècle.

Antoine Gazi, de Padoue, qui vivait à la fin du XVe siècle, avait médité les ouvrages anciens. Persuadé de l'utilité de l'exercice, il essaya de le faire revivre. A cet effet, il publia un ouvrage où il décrivit les exercices auxquels se livraient les Grecs et les Romains, et en vanta les bons effets.

Louis Cornaro, qui vécut plus de cent ans, et mourut en l'an 1566, s'était vu, vers l'âge de 35 à 40 ans, attaqué d'un grand nombre d'infirmités, qui semblaient le menacer d'une mort prochaine. Ses maux étaient des douleurs d'estomac et de reins, avec des attaques de coliques, des atteintes de goutte, et une soif perpétuelle accompagnée de fièvre. Les remèdes furent impuissants, et les médecins lui annoncèrent que la seule ressource qui lui restait, était dans un régime extrêmement sobre et régulier. Il s'y résolut, recouvra la santé et publia plusieurs ouvrages où il préconisa les bons effets du régime, joints à un exercice régulier.

Léonard Lessus, célèbre jésuite qui vivait dans le XVIe siècle, avant la mort de Cornaro, frappé de l'exemple que nous venons de citer, écrivit un ouvrage tendant à démontrer les bienfaits du régime et de l'exercice, qu'il termina par la liste des hommes bien connus, que leur sobriété et leur vie active avaient fait arriver à une extrême vieillesse.

Ces ouvrages furent le signal de la révolution qui s'opéra pour la réédification de la gymnastique. L'exemple de la longévité de Cornaro, qui venait corroborer l'utilité du mouvement, fit que tous les auteurs, d'abord, se disputèrent à l'envi l'honneur de faire revivre cet art. Mais, comme il est plus facile d'imiter que de créer, on commença par étudier tous les auteurs anciens qui avaient écrit sur ce sujet, et on publia beaucoup d'ouvrages où l'on décrivit longuement et minutieusement la manière dont ils s'exerçaient. Qu'il nous suffise donc de citer ces auteurs, puisque, dans le premier chapitre, nous avons donné la description des principaux mouvements de la gymnastique ancienne, avec ses effets thérapeutiques.

André Vésale, qui vécut dans la première partie du XVIe siècle, en se livrant à la dissection, malgré les persécutions qu'on dirigeait contre lui, bouleversa toute la science médicale, en lui donnant des bases solides ; aussi, peut-on le citer, comme étant un des premiers parmi ceux qui opérèrent des révolutions utiles dans la médecine. En étudiant sur les cadavres, non-seulement il ouvrait une porte à l'anatomie pathologique, qui servit à fonder une nosologie et une thérapeutique rationnelles, mais, tout d'abord, la connaissance de l'anatomie permit d'étudier tout mouvement organique, normal et anormal.

La connaissance intime de la composition des organes, fournit les moyens d'étudier les diverses modifications que l'exercice leur fait subir. En dernier lieu, l'anatomie est la base de la chirurgie. A partir de cette époque, on chercha à expliquer rationnellement les divers effets que produit l'exercice.

Jean Canape, médecin de François Ier, écrivit en français un livre où il traite du mouvement et du repos appliqué à l'hygiène.

Fusch, professeur à l'université de Tubingue, de 1535 à 1566, fit paraître un ouvrage sur les avantages du mouvement et du repos.

En 1567, par ordre du roi Henri II, Duchoul publia un traité sur la gymnastique médicale et les bains.

En 1571, André Baccio de Saint-Elpidio publia un ouvrage intitulé : *les Thermes*.

En 1573, Mercurialis, médecin à Milan, publia un excellent ouvrage intitulé : *de Arte gymnastica libri sex*, dédié à l'empereur Maximilien II.

Parmi les productions de ce genre, on peut placer cette œuvre au premier rang. Les trois premiers livres traitent des différents objets relatifs aux exercices, et des différents genres d'exercice chez les anciens; les trois derniers, des effets de ces exercices, et de leur utilité, pour fortifier le corps et conserver la santé. Il est difficile de montrer plus d'érudition et de jugement que l'a fait cet excellent auteur. Haller lui reproche d'avoir eu trop de prévention en faveur des anciens, et d'avoir considéré l'équitation comme nuisible. Il dit que l'équitation, longtemps continuée, vicie les extrémités inférieures, et produit l'impuissance, par la longue pression qu'éprouven les testicules; infirmité qui était ordinaire aux Scythes.

Ajoutons aussi que les anciens, ne faisant point usage d'étriers, ont dû ressentir davantage ces sortes d'inconvénients. Quant au reproche qu'on lui adresse, de n'avoir point dit un mot des exercices modernes, on est forcé de reconnaître qu'il n'est pas mérité, si l'on considère que depuis la révolution du christianisme, et celle introduite par les Arabes dans les mœurs, les gymnases étaient absolument hors d'usage, et qu'il n'y avait plus, à proprement parler, de gymnastique.

Cet ouvrage mérite tous nos éloges; car non-seulement il est très-instructif et complet, au point de vue de la gymnastique ancienne, mais encore si on l'applique à la médecine; on y trouve sur la physiologie et la pathologie d'excellents préceptes.

Jules Alessandrini, médecin de l'empereur Maximilien II, deux ans après Mercurialis, publia un ouvrage intéressant, quoique un peu confus, sur l'art de conserver sa santé, avec des documents tirés de Galien.

En 1575, Ambroise Paré, médecin de Charles IX et de Henri III, père de la chirurgie française, avait compris toute l'importance qu'on pouvait tirer de la gymnastique; aussi, il consacra un des plus longs chapitres de son ouvrage à l'exercice, au repos et aux frictions.

En 1582, Joubert publia ses œuvres latines, dans lesquelles il décrivit les exercices gymnastiques, et parla du luxe que les anciens déployaient dans leurs thermes.

En 1583, Paracelse dit que l'exercice est indispensable pour se bien porter. Dans la même année, un médecin anglais, Timothy Bright, de Cambridge, publia deux ouvrages, où il considère l'exercice comme le principe de la santé, et les frictions, les onctions, et les ablutions, comme le moyen de la rétablir.

En 1590, Dufour de Saint-Jory fit paraître un ouvrage intitulé : *de l'Exercice considéré au point de vue hygiénique.*

En 1591, Alpinus nous décrit les frictions, les bains, et le massage, employés en Égypte, et nous parle de la guérison des flux dysentériques par des frictions circulaires.

En 1595, Faber de Saint-Jory, dans son *Agonosticon*, nous donne la description des divers exercices en usage chez les anciens.

En 1606, Joseph Duchesne, médecin d'Henri IV, publia un ouvrage sur les exercices gymnastiques des anciens, considérés au point de vue hygiénique et thérapeutique. Ce livre est écrit en français, ce qui en a permis la lecture à nos concitoyens, et l'a rendu utile pour la propagation de cet art. Du reste, il ne nous apprend rien du mécanisme du mouvement et de ses lois; mais la comparaison qu'il fait entre les exercices des anciens et des modernes, répand quelques lumières sur l'état des divers mouvements auxquels on se livrait à cette époque.

En 1614, Fabrice d'Aquapendente fit paraître deux ouvrages intitulés, l'un : *de Musculi artificio et ossium articula trombus*, et l'autre : *de Motu animalium secundum totum*.

En 1615, Guyon, dans son ouvrage intisulé : *Miroir de la beauté*, nous dit que l'exercice, les frictions, les lotions et les bains sont indispensables pour l'entretien de la santé.

En résumé, le XVIe siècle avait simplement constaté l'état général de la gymnastique et de ses applications chez les anciens. On se contentait de faire des vœux pour le renouvellement de cet art; car, pour prescrire le mouvement comme les anciens, il fallait d'abord le connaître comme eux.

Dix-septième siècle.

Avec le XVIIe siècle, commence une autre série d'études, un nouveau courant d'idées. Sanctorius, Harvey et Borelli, trois grands médecins de ce siècle, ont puissamment contribué par leur découverte au progrès de la science du mouvement.

Sanctorius qui vivait à la fin du XVIe et au commencement du XVIIe siècle essaya de calculer la transpiration cutanée et de montrer l'influence qu'elle exerce sur l'état de santé et de maladie. Il indique comment la quantité du fluide qui s'échappe des pores de la peau varie sous l'influence de diverses circonstances. Il dit que la santé est dans un rapport toujours constant avec la quantité de la transpiration insensible ; que cette transpiration peut être diminuée ou augmentée par les mouvements et les déjections.

Vers 1610, Harvey fit la découverte de la circulation du sang qui est la plus brillante et la plus importante qu'on ait jamais faite dans l'anatomie et la physiologie. Elle répandit un jour nouveau sur l'une des principales fonctions du corps, et toutes les anciennes théories reconnues fausses tombèrent dans l'oubli.

Les phénomènes de l'état de santé ou de maladie furent alors envisagés sous un point de vue tout nouveau.

En 1638, Fludd inventa le magnétisme et l'électricité qui étaient connus dans l'Inde de temps immémorial; il admit un seul fluide d'où émane tous les autres.

De 1650 à 1680, les principaux auteurs qui s'occupèrent de cette question furent :

Chretien de Fromarin : « de Consensu partium corporis humani; » Cobourg, 1658.

Glisson : « Tractatus de rachitide. » Ce fut lui qui, le premier, s'occupa des déviations du rachis.

Walter Charlton : « Œconomia animalis, novis anatomicorum in« ventis, indeque de sumptis modernorum medicorum hypothesis « physicis superstructa, et mecanice explicata ; » Londres, 1658.

Antoine Deusing : « Exercitationes de motu animalium ubi de « moti musculorum et respiratione, itemque de sensuum functio« nibus ubi et de appetitu sensitivo et affectibus ; » Groningue, 1861.

René Descartes : *Traité de l'homme et de la formation du fœtus.* Ouvrage posthume; Paris, 1664.

Nicolas Sténon : « Elementorum myologiæ specimen, seu musculo« rum descriptio geometrica ; » Florence, 1667.

Claude Perrault : *Essais de physique;* Paris, 1680, 4 vol. in-12. — Le troisième volume contient un Traité de la mécanique des animaux.

Borelli, fondateur de l'école iatro-mathématique, dans son ouvrage « de Motu animalium », qui parut en 1680, applique la statistique et les mathématiques aux diverses productions du mouvement musculaire et les explique d'une manière tout à fait nouvelle et facile à comprendre. Il fait une application très-heureuse de la théorie des leviers aux mouvements des membres, car il regarde les os comme de véritables leviers, mis en jeu par des cordes qui sont les muscles. Il compare la force vitale de ces derniers organes à la force appliquée au levier, et le milieu de l'articulation au point d'appui. L'exemple du deltoïde lui sert à prouver combien il se perd de force dans le mouvement musculaire parce que cette force est plus rapprochée du point d'appui qu'on n'a coutume de la placer dans les machines artificielles. Comme en outre la plupart des muscles s'insèrent obliquement aux os, il en résulte une seconde perte de force qui est avec celle dont le muscle ferait preuve s'il s'attachait à angle droit, dans le même rapport que le sinus d'inclinaison au sinus total. Au contraire, lorsque le muscle passe sur l'articulation, il s'éloigne en se contractant du point central du mouvement et de l'axe de l'os, ce qui produit une augmentation de force, laquelle est proportionnée au rapport qui existe entre la moitié de l'épaisseur de l'articulation et la distance qui sépare l'insertion du point d'appui.

La direction des fibres, relativement au tendon, est encore une autre cause de perte de forces; car la plupart des muscles ont leurs fibres disposées à la manière des barbes d'une plume, de sorte qu'ils forment un angle aigu avec le tendon, et la diminution de force qui résulte de cette structure est à la force que produiraient les fibres s'ils s'attachaient à angle droit, ce que le sinus total est au sinus d'inclinaison.

Borelli calcule ensuite la résistance que le muscle oppose à l'os: cette force de résistance est égale au poids que le muscle doit mouvoir, par conséquent, la force agissante du muscle doit être une fois plus considérable. Pour pouvoir appliquer encore plus précisément les lois de la mécanique à la théorie du mouvement musculaire, il se figure les muscles comme des assemblages de rhomboïdes qui forment une chaîne. Le dernier rhombe, ou le plus voisin du tendon, est le seul, à proprement parler, qui enlève la résistance; les autres ne servent qu'à donner plus d'ampleur au mouvement.

Les services que Borelli a rendus en appliquant la statique et les mathématiques à la théorie du mouvement musculaire, sont d'autant plus importants que personne, avant lui, n'avait conçu l'idée de cette heureuse application.

Antoine Portius, qui pratiquait la médecine à Rome et à Naples en 1680, s'éleva contre l'abus des saignées. Dans son ouvrage, toutes ses idées sont appuyées par d'intéressants exemples : il dit, et avec juste raison, que la vraie pléthore se guérit plus certainement par la diète et les exercices violents répétés que par des saignées.

Bellini et Baglivi, élèves de Borelli, marchèrent sur les traces de leur maître. Baglivi recommanda le chant aux goutteux qui ne peuvent jouir de la libre locomotion, il leur recommande de s'exercer par la voix soit en lisant, soit en causant avec des amis, soit en chantant.

Vers la fin du XVIIe siècle vécut le grand Sydenham, qui publia un traité sur l'équitation. L'exercice, disait-il, est le meilleur de tous les remèdes pour la goutte et la phthisie. Il en fit lui-même l'expérience pour la première de ces deux maladies. Il rapporte l'exemple de Sethward, évêque de Salisbury, qu'il guérit complétement par l'équitation, d'une hypochondrie invétérée qui avait résisté à une foule d'autres remèdes.

Il affirme encore que, dans les coliques bilieuses, il ne connaît aucun remède aussi efficace que l'équitation, surtout si l'on a soin de prendre en même temps quelque calmant le matin et le soir.

En 1698, François Paullini, dans son ouvrage *Flagellum salutis*, tout en donnant une grande place à la manière dont les Romains se servaient du fouet pour ranimer les forces et développer le sens génésique chez les débauchés de l'ancienne Rome, nous dit qu'on le prescrivait dans la mélancolie, la folie, la paralysie, l'épilepsie, la surdité, le mal de dents, la luxation maxillaire, le mutisme, le goître, l'esquinancie, l'empyème, la pleurésie, les écrouelles, le hoquet opiniâtre, l'obstruction abdominale, la gale, la phthisie, l'uréthrite, la dysménorrhée, l'aménorrhée, les maladies vénériennes, le somnambulisme, la goutte, la fièvre et la névralgie.

Parmi les auteurs qui nous ont laissé des ouvrages utiles sur la gymnastique, on peut encore citer ceux dont les noms suivent : Alsted, Vossius, Vandale et Burette, qui se sont occupés de la gymnastique ancienne, appliquée à l'éducation de la jeunesse ; Saint-

Didier, Marrozzo, Grassi, Thibault, qui ont traité de l'escrime, et Plempius, Locke, Étienne, Reiz de Castro, Laurentius, Fabrice de Hilden, Brissault, Van Hoorn, Charle, Lesacq, Berault, Merlet, Lecomte, Regnauld, Jowin, Jonquet, Guérin, qui ont écrit sur la gymnastique médicale.

Dix-huitième siècle.

Pendant tout le XVIIe siècle, les sciences positives s'étaient dégagées des traditions théosophiques. On était en pleine école iatro-mécanique, et tout ce qui n'était pas établi comme un fait rationnel, et appuyé d'une démonstration rationnelle, était relégué impitoyablement dans le monde des chimères.

Le XVIIIe siècle devait faire justice de toutes ces dissidences d'opinions médicales et présider à la véritable réédification de la gymnastique et des gymnases. Sydenham, Fuller et Cheyne en Angleterre, Stahl et Hoffmann en Allemagne, Boerhaave en Hollande, Boissier, de Sauvages et Tissot en France, créèrent des systèmes dans lesquels le mouvement était l'expression la plus immédiate de la vie; ils reconnaissent tous que l'exercice spécifiquement organisé peut rendre les plus grands services pour l'éducation physique, la conservation de la santé et la guérison des maladies. Ce sont eux qui ont préparé les voies dans lesquelles sont entrés les médecins du XIXe siècle; l'élan une fois donné, et les esprits portés vers cette étude, on ne tarda pas à créer des établissements où l'on alla s'exercer comme dans les temps anciens, mais ce fut d'abord en Allemagne que cet art fut remis en vigueur, et que Frédéric Hoffmann, qui vivait au commencement du XVIIIe siècle, fonda l'école mécanico-dynamique. C'est d'après les principes mêmes de ce grand maître que l'école de gymnastique allemande a puisé ses lois. Nous allons en quelques mots donner son système, et nous parlerons des autres à leur ordre chronologique.

Frédéric Hoffmann, qui vécut de 1660 à 1742, nous dit : « Le corps humain, de même que tous les corps de la nature, possède des forces matérielles à l'aide desquelles il opère ses mouvements; ces forces agissent d'après le nombre, la mesure et l'équilibre. » Hoffmann avait une grande confiance dans la puissance de la nature, aussi les exercices du corps, le mouvement et le repos, la diète et l'eau froide, les simples lois de l'hygiène, forment-ils la partie principale de sa thérapeutique; son système est fondé du reste sur le mécanisme physiologique vivant. « Le mouvement, disait-il, est la meilleure médecine du corps. » Parmi tous ses nombreux ouvrages dont plusieurs parlent de l'exercice, il en est un que l'on consulte encore de nos jours et qui a pour fifre: *du Mouvement considéré comme la meilleure médecine du corps.* Dally, dans sa *Cinésiologie*, nous en donne une très-bonne analyse.

En 1701 Fuller publia *Gymnastica medicina.* L'auteur y traite du pouvoir des exercices, de leur emploi dans la consomption, l'hydropisie et l'hypochondrie, consacre un long chapitre à l'équitation, d'autres aux frictions et aux bains froids; enfin il fait des excursions chez les anciens. Son ouvrage eut un grand succès et contribua puissamment à répandre la gymnastique médicale.

Stahl, en 1679, fit paraître un ouvrage sur l'équitation et en 1733 son grand ouvrage: *Dissertatio de motu corporis humani*, etc.

En 1703, Boerhaave publia un ouvrage sur la mécanique rationnelle en médecine. Il y considère le mouvement comme la cause de la vie, et prescrit les exercices du corps et le régime comme le meilleur moyen de conserver la santé.

En 1724, Cheyne publia un livre intitulé : *Essai sur la santé et sur les moyens de prolonger la vie.* Cet ouvrage est considéré comme un des meilleurs qui ait été écrit sur ce sujet; il ne contient qu'un résumé des préceptes des anciens mis en rapport avec les mœurs modernes.

Nicolas Andry, de 1723 à 1741, doyen de la Faculté de Paris, publia deux ouvrages l'un intitulé : *l'Exercice modéré est-il le meilleur moyen de se conserver en santé?* l'autre, *Orthopédie.*

En 1741, Boissier de Sauvages, de Montpellier, publia deux ouvrages : le premier portant le titre *de Motuum vitalium causa*, et le second *de Viribus vitalibus*. Dans ces traités il résume les notions acquises sur la physiologie et y concilie les doctrines diverses de son temps.

Tronchin, élève de Boerhaave, qui exerçait la médecine à Paris en 1756, se borna à ordonner des frictions, à conseiller le mouvement, l'exercice, de longues promenades à pied, l'usage du vin et de la viande froide. Aussi quoique très à la mode et fort couru, il se fit beaucoup d'ennemis par son système qui choquait tous les préjugés médicaux d'alors. A la même époque, Gil Christ, dans son ouvrage, cite un grand nombre de maladies de différents genres pour lesquelles un voyage par mer s'est trouvé un excellent remède.

Pour compléter cette nomenclature on peut citer encore Quelmaltz, Erpel, Bicher, Burette, Adolphi, Malpighi, Duverney, Winslow, Baïer, Heister. Bœrner, Van Swieten, Ramazzini, Benigne, Hillary, Pringle, Lind, Duhamel, Poissonnier des Pierres, Dazille, Neuci, Sabbathier.

En 1780 parut un excellent traité de gymnastique médicinale et chirurgicale par Tissot. Cet ouvrage est très-bien écrit et dicté par des idées aussi éclairées que philanthropiques. Il conseille de faire apprendre la musique de bonne heure à ceux qui bégayent, « car en leur apprenant, dit-il, la belle prononciation du chant, on les habitue debonheur à une belle manière d'articuler. » C'est peut-être à lui qu'il faut attribuer l'honneur de la révolution opérée dans cette partie de l'éducation physique de l'hygiène et de la thérapeutique. Du reste il est probable que c'est dans cet écrit qu'ont été puisées les heureuses inspirations de Nachtigale en Danemark, de Gutsmuth et Salzmann à Schefenthal en Saxe, de Pestalozzi à Yverdun, de Clias à Berne, de Fellemberg à Hoffwill en Suisse.

Ce fut en 1774 que le prince Frédéric-Léopold-François d'Anhalt-Dessau, fit bâtir une institution et un gymnase, et en nomma

Basedow directeur. Simon de Strasbourg y donna les premières leçons de 1776 à 1778, mais ne réussit pas par suite de mésintelligence et fut obligé de donner sa démission. Après lui vinrent à Dessau, comme professeurs, Volke, Iseling, Camp, Trapp et Salzmann ; ce dernier, nommé directeur de l'établissement en 1781, en sortit en 1784 pour fonder une institution à Scheffenthal où quelques années après Gutsmuth donna des leçons et puisa dans Hoffmann et d'autres la description des exercices qu'il fit pratiquer à ses élèves. Les ouvrages qu'il nous a laissés prouvent son instruction et la grande connaissannce qu'il avait de l'art gymnique.

En 1803, deux auteurs, Amar et Jauffret, publièrent un ouvrage sur l'utilité de la gymnastique pour la jeunesse ; on leur reproche d'avoir copié Gutsmuth. Vers la même époque, Vieth donna un recueil encyclopédique des exercices de tous les peuples connus. Quoique dépourvu de détails d'érudition, ce travail est, par ses savantes recherches, aussi curieux qu'utile.

Avant de terminer cette liste de gymnastes, citons encore, comme ayant illustré la fin de ce siècle : Pestalozzi, surnommé le Socrate de l'Helvétie, qui fit entrer le chant dans la gymnastique, et combina, avec intelligence, dans son institution, les exercices propres à éclairer l'esprit, à former le cœur et à fortifier le corps ; Jahn de Berlin, qui fit exécuter à ses élèves des exercices empruntés pour la plupart aux auteurs anciens, ceux qui sont de son invention étant presque tous impraticables dans un gymnase hygiénique, où l'on doit rejeter tout ce qui est dangereux.

CHAPITRE III

HISTORIQUE DE LA GYMNASTIQUE DEPUIS 1800 JUSQU'A NOS JOURS.

Dans ce chapitre j'effleurerai seulement l'historique de la gymnastique en Allemagne et en Suède, je parlerai ensuite de la création des premiers gymnases en France et des principaux auteurs qui ont traité de la gymnastique. Parmi eux, j'en choisirai quelques-uns dont j'essayerai d'analyser les ouvrages, et, pour terminer ce travail, je donnerai un aperçu sur la gymnastique médicale en France.

Gymnastique médicale de l'Allemagne et de la Suède.

Le premier élan était donné aussi en Allemagne, en Suisse et en Suède; on vit s'élever de tous côtés dans ces pays de vastes gymnases où la jeunesse se rendit en foule pour s'exercer, acquérir un grand développement musculaire, et se créer le plus de chances possibles pour arriver à une vieillesse douce et exempte d'infirmités. Mais jusqu'alors la gymnastique thérapeutique n'était pas encore reconstituée. C'est à Ling qu'appartient l'honneur d'avoir inventé un nouveau procédé pour obtenir tous les mouvements curatifs exigés par chaque maladie et d'avoir formulé le tout médicalement. Son procédé est d'autant plus utile qu'il est d'une exécution facile, et que pour le mettre en pratique on n'a besoin d'avoir recours à presque aucun appareil. En 1812 il fonda à Stockholm, son pays, un grand institut sous la protection du souverain de la Suède; chaque genre de gymnastique y reçut son application. La postérité lui a rendu justice et le considère comme le créateur moderne de la gymnastique médicale. Assurément son système n'est pas parfait, mais il est perfectible, et depuis sa mort il a reçu de nombreuses et utiles modifications; comme j'aurai l'occasion d'en parler plus loin, je m'en tiens à ce simple exposé. Après lui Branting, un de ses élèves les plus distingués, lui succéda, donna un grand développement à la partie médicale de l'établissement et publia les observations détaillées des cures obtenues par ce procédé. En Allemagne, MM. les Drs Neumann, Rothsten, Bérend, de Berlin, et plusieurs autres, font usage de la gymnastique de Ling et de la leur pour la guérison de certaines maladies, et enregistrent tous les succès qu'ils obtiennent. Aussi la gymnastique médicale est-elle très-répandue en Allemagne, et tend tous les jours à prendre plus d'extension.

Établissement de la gymnastique en France.

Dans le même temps que l'institut du mémorable Pestalozzi commençait à fleurir, la gymnastique, prenant son vol par-dessus les monts, allait, comme pour punir les Français de l'oubli dans lequel ils la laissaient ensevelie, porter ses bienfaits en Espagne. Le conseiller d'État Amoros fondait à Madrid un institut auquel il donnait le nom de Pestalozzien. Le roi Charles IV, non content d'aider Amoros par des ressources pécuniaires, lui donna la preuve de la plus grande confiance qu'on puisse accorder à un homme; il le chargea de l'éducation de son dernier fils. Mais la révolution qui se fit en Espagne et les événements de 1815 amenèrent à Paris le fondateur de l'institut de Madrid. Plein de reconnaissance envers le pays qui l'adoptait pour citoyen, Amoros fonda chez nous le premier gymnase dans l'institution de M. Durdan, rue d'Orléans.

En 1818, M. Bally, organe d'une commission, composée de MM. Hocquart, Mérat, Roux, Villermay, Esquirol, Gasc, rendit un compte très-favorable à la Société de médecine de Paris de cet établissement. Le gouvernement, témoin des succès obtenus dans cette nouvelle école, créa un gymnase normal civil et militaire dans le parc de Grenelle et en confia la direction au colonel Amoros.

Presque à la même époque qu'Amoros arriva de Berne à Paris un gymnaste célèbre qui ne tarda pas non plus à attirer l'attention des médecins. En effet, en 1816, parut le traité élémentaire de gymnastique de Clias. M. Bally nous en donne une très-bonne appréciation : Quoique ce ne soit pas un ouvrage de médecine, dit-il, il est écrit avec un esprit qui atteste la supériorité de la sommascétique des modernes sur celle des anciens. Ceux-ci voulaient fortifier le corps, mais pour le préparer au combat; tandis que les modernes veulent augmenter cette force en s'occupant de tous les organes en particulier, et ont pour but principal de rendre l'homme plus sain, et de lui assurer toute la plénitude des moyens que la nature lui a départis. Un élève des anciens gymnases pouvait être un bon athlète, un vaillant guerrier. Un élève des nouveaux serait aussi brave à la guerre, il en supporterait également les fatigues, mais on s'est tellement occupé de rétablir l'équilibre dans chaque organe qu'on l'a surtout garanti d'une foule d'infirmités, et que chez lui on a augmenté les forces relatives de chaque fonction et les probabilités de la vie. La sommascétique de Clias réunit tous ces avantages. Si on la considère dans ses détails, on reconnaît qu'elle est essentiellement utile pour corriger de nombreuses difformités et pour guérir des maladies chroniques artificielles. Parfaitement appropriée aux besoins de la vie et aux lois de l'économie vivante, elle en assure la durée. L'auteur, sans cesse animé par des considérations hygiéniques, s'est efforcé par de nouveaux instruments et de nouveaux exercices d'atteindre les muscles ou les organes qui échappent aux moyens ordinaires. »

En 1819, dans un rapport consciencieux et érudit qu'il présenta à la Société de médecine de Paris, M. Bally nous dit qu'il est convaincu que cet art peut seul fournir le moyen d'arrêter la détérioration des classes pauvres dans les grandes villes, et qu'en étendant et généralisant le plus possible l'emploi de la gymnastique dans l'éducation du peuple, on le dotera de forces musculaires qui lui assureront son existence, contribueront à son aisance et par suite à sa moralité. On pourra arriver par ce moyen au courage militaire. On n'a pas oublié, dit-il, en Prusse, les services que rendirent contre notre armée de 1813 à 1814 les élèves du célèbre Jahn, soldats improvisés, mais façonnés d'avance par la gymnastique aux manœuvres et aux fatigues de la guerre.

En 1845, M. Bouvier, de concert avec MM. Béguin et Soude, fit un rapport sur la gymnastique populaire de Clias. Le rapporteur divise le système de Clias en deux parties : la gymastique sans instruments, et la gymnastique avec instruments. A propos de la première, il fait cette observation judicieuse que Clias faisait pratiquer aux garçons les mouvements élémentaires avec plus d'énergie et d'une manière plus saccadée, et en quelque sorte plus anguleuse que pour les filles. En effet, la gymnastique de l'éducation physique a pour but de développer chez la femme, non-seulement les forces musculaires, mais encore la grâce et la beauté. Aussi Clias leur faisait faire des mouvements plus arrondis, moins vifs, plus mesurés et plus gracieux que pour l'autre sexe. Il y en avait même quelques-uns qui consistaient en des poses gracieuses et expressives qui rappellent certains exercices chorégraphiques. Quant à la gymnastique avec appareils qui, à proprement parler, ne consiste guère qu'en un triangle, les auteurs de ce rapport ne sont pas loin de croire que ceux qui exécutent tous les exercices du triangle sont aptes à pratiquer tous ceux qui font partie de la gymnastique la plus complexe; d'où ils tirent la conclusion bien simple que cet appareil peut à la rigueur suppléer à tous les autres dans la gymnastique populaire. A la suite de ce rapport, M. Husson propose d'employer la gymnastique de Clias, non-seulement dans les écoles primaires, mais aussi dans les colléges royaux. Suivant lui on a fait des objections qui ne sont nullement fondées l'égard de la gymnastique et particulièrement des moyens proposés par Amoros. Depuis trente-six ans qu'il est attaché comme médecin aux colléges royaux, il n'a jamais eu à observer aucun accident dû à la gymnastique. Les conclusions de ce rapport furent adoptées à l'unanimité par l'Académie de médecine.

En 1817, le docteur Thierry, dans son rapport fait au comité central d'instrution primaire, s'élève avec juste raison sur ce que l'on a trop négligé de nos jours l'éducation physique pour ne chercher à donner aux jeunes gens que des connaissances qui souvent ne leur servent pas, car leur corps étiolé avant l'âge dépérit et laisse l'esprit faible et chancelant.

En 1853, une Commission fut chargée d'indiquer les exercices les plus propres à développer les forces des enfants, et à les douer d'une bonne constitution. Ce rapport, rédigé par M. Bérard est très-bien écrit, et renferme d'utiles renseignements. Entre autres réflexions judicieuses, l'auteur fait remarquer que la gymnastique actuelle manque de bases, et que ceux qui l'enseignent n'en connaissent pas toujours l'importance. Ce que dit M. Bérard est très-juste; et, pour obvier à cet inconvénient, il serait nécessaire qu'il fût publié un ouvrage où tous les effets physiologiques de chaque mouvement se trouvassent expliqués par des raisonnements, et surtout par des expériences directes et irrécusables. Cet ouvrage servirait à apprendre l'utilité de chaque exercice en particulier, et, alors, il serait facile de former de bons professeurs.

La France a répondu enfin à tous les vœux formés par les médecins philanthropes, et des gymnases se sont ouverts de tous côtés pour l'éducation de la jeunesse; mais, née d'hier, la gymnastique a besoin de subir de nombreuses réformes, car la méthode est loin d'être la même dans tous les pays; et, pour que l'enseignement fût partout uniforme, il serait à désirer que la France, qui a toujours donné l'exemple de ce qui est grand et noble, créât un vaste établissement comme celui de Stockholm, où l'on formerait tous les professeurs d'après une seule et même méthode. Mais personne encore ne s'est occupé, dans notre beau pays, d'étudier tous les exercices qui se pratiquent dans les gymnases, et de les analyser; je ne dirai pas, au point de vue de la thérapeutique, mais même au point de vue du développement des organes. Aussi, bien que les résultats physiques qu'on obtient ne soient douteux pour personne, nous ne pouvons encore les diriger suivant notre volonté et les localiser. On ne saurait, en effet, démontrer si tel genre d'exercice est préférable à tel autre, sous le double point de vue de la santé générale et du développement musculaire en particulier. Tant que cette étude n'aura pas été faite sérieusement, et n'aura pas reçu l'approbation de nos grands maîtres, la gymnastique médicale restera à l'état d'enfance.

Gymnastique médicale.

Le côté médical et thérapeutique de la gymnastique est encore bien obscur ; cependant, tous les médecins sont convaincus aujourd'hui que certaines affections sont curables par une gymnastique médicale appropriée. En France, il est très peu de médecins qui se soient occupés de ce sujet ; et ce point défectueux trouve sa cause dans ce fait, qu'aucun d'eux n'a étudié la gymnastique par la pratique. De nombreux ouvrages ont paru sur cette matière, et presque tous manquent d'observations.

Ce fut en 1827 que la gymnastique médicale en France joua un rôle pour la première fois. M. Louvet-Lamarre guérit une jeune fille de la chorée, en la faisant sauter à la corde, et en lui prescrivant un traitement interne.

En 1855, MM. Bouvier et Londe présentèrent à l'Académie de médecine un rapport sur le traitement gymnastical de la chorée par M. Blache. Ce rapport porte sur un relevé de 108 cas. La guérison a eu lieu 102 fois, en trente-neuf jours, terme moyen ; et dans les 6 autres, qu'il considère comme des insuccès, en cent vingt-deux jours. La guérison a été un peu plus prompte chez les garçons que chez les filles. Comme on le voit, le langage de ces chiffres est assez imposant pour attirer l'attention, et nous prouve que, dans la plupart des cas, la gymnastique ne le cède en rien à aucun des autres modes de traitement de la chorée et que, de plus, elle n'a point les inconvénients attachés à plusieurs d'entre eux.

Quoi qu'il en soit, on peut citer parmi les auteurs français les plus remarquables, qui ont écrit sur cette matière dans ce siècle :

HONORÉ, *Dissertatio de exercitatatione corporis*, etc.

FOURÉ, *Essai sur l'influence de l'exercice sur l'économie animale.*

SINCLAIR, *Principes d'hygiène.*

CLIAS, *Gymnastique élémentaire.*

BÉGIN, *Mémoire sur la gymnastique médicale.*

LONDE, *Gymnastique médicale.*

BROUSSAIS, *Gymnastique considérée comme moyen thérapeutique et hygiénique.*

PRAVATZ, *Méthode nouvelle pour le traitement des déviations de la colonne vertébrale.*

LACHAISE, *Précis physiologique sur les courbures de la colonne vertébrale*

JALADE-LAFOND, *Recherches sur les principales difformités du corps humain et sur les moyens d'y remédier.*

DELPECH, *De l'orthomorphie par rapport à l'espèce humaine.*

FOISSAC, *Gymnastique des anciens et des modernes.*

AMOROS, *Manuel de gymnastique ; Éducation physique.*

LALLEMAND, *Éducation publique.*

GEORGII, *Kinésithérapie.*

HEISER, *Traité de gymnastique raisonnée.*

DALLY, *Cinésiologie,*

PIMPAREY, *Essai sur les avantages de la gymnastique.*

SCHREBER, *Gymnastique de chambre médicale et hygiénique.*

BOUVIER, *Leçons cliniques sur les maladies chroniques de l'appareil locomoteur.*

DEFRANCE, *De l'entraînement.*

MÉDING, *De la gymnastique médicale suédoise.*

ESTRADÈRE, *Du massage.*

EXTRAITS DE QUELQUES AUTEURS MODERNES QUI ONT DÉCRIT LES EFFETS MÉDICAUX DE LA GYMNASTIQUE.

Je vais essayer, maintenant, de donner une courte analyse de quelques-uns de ces auteurs, et d'en extraire ce qui me paraît le plus nouveau.

Sir John Sinclair, traduit en français par Odier, nous donne dans un chapitre assez long le traitement de certaines maladies par des exercices appropriés. Cet ouvrage est un des premiers traduits en français, où l'on trouve la description de l'entraînement dont nous parlerons plus loin.

En 1821, M. le docteur Londe, dans son ouvrage sur la gymnastique médicale, nous donne quelques théories sur le mouvement. On y trouve de nombreux extraits d'auteurs anciens, et un excellent article sur les exercices auxquels on doit se livrer dans les divers âges de la vie, et selon son tempérament.

Le but, dit-il, qu'on doit se proposer, est de dériver la force des organes forts sur ceux qui sont faibles, d'émousser la trop grande susceptibilité des nerfs par des exercices violents, d'éloigner par la fatigue les images et les idées tristes. Il termine son ouvrage en donnant d'excellents conseils aux bureaucrates et aux gens de lettres, qui ont une vie sédentaire, au sujet de leur alimentation et de l'exercice auxquels ils doivent se livrer.

J'ai trouvé une thèse publiée en 1830, par M. Pimparey, intitulée : *Essai sur les avantages de la gymnastique, pour l'éducation physique et morale des jeunes gens.* Cette thèse, rédigée avec un soin remarquable sous le double rapport du style et de l'ordre des matières, brille surtout par sa clarté. L'auteur, après avoir donné un petit historique de cet art chez les anciens et chez les modernes, nous démontre, par des théories très-justes, tous les avantages thérapeutiques qu'on peut en retirer. Cet article est un peu court; mais, que pouvait-on donner de plus dans une thèse? Il rapporte, à l'appui de ses théories, 7 observations de guérison obtenue par des moyens organiques.

Il termine son ouvrage par quelques considérations morales sur les avantages de l'exercice pour l'éducation. La gymnastique, dit-il, nous rend intelligents, courageux et honnêtes. Elle détruit l'onanisme, si commun dans les maisons où l'on instruit la jeunesse.

HEISER. En 1854, parut un traité de gymnastique raisonnée, au point de vue orthopédique, hygiénique et médical, par M. Heiser, professeur de gymnastique médicale à l'hôpital civil et aux écoles communales de Strasbourg. Cet ouvrage a été l'objet d'un rapport de M. le professeur Sédillot auprès de la Société de médecine de Strasbourg. Trois autres rapports antécédents, rédigés par des professeurs de la Faculté de médecine de cette ville, constatent la guérison d'un certain nombre d'enfants affectés du mal de Pott, de rachitisme, de déviation de la colonne vertébrale et de paralysie essentielle, etc., et attestent l'efficacité des moyens gymnastiques pour la cure de ces affections si rebelles. M. le professeur Tourdes nous dit, dans son rapport, qu'un gymnase dans un hôpital n'est vraiment utile que s'il est dirigé par un homme dévoué et intelligent, qui sache bien comprendre les indications médicales. Ce dernier point est pour moi le nœud gordien, et je crois que c'est là la cause qui a fait nier l'utilité thérapeutique de la gymnastique, a suscité à cette méthode tant de détracteurs, et l'a empêchée de prendre son vol vers des sphères plus élevées. Cet art, pour être vraiment médical, a besoin d'être démontré et enseigné par des médecins qui ont fait leurs preuves et exécuté tous les exercices. Je dois l'avouer, parmi les gymnases de Paris que j'ai fréquentés, j'en ai trouvé peu où la gymnastique soit enseignée sous un point de vue vraiment utile. En effet, on doit chercher dans un exercice varié, non-seulement la conservation et l'affermissement de la santé, mais encore la guérison de certaines diathèses, en unissant étroitement la médication interne et la médication externe.

L'ouvrage de M. Heiser me paraissant un des meilleurs qui ont été publiés jusqu'à ce jour sur ce sujet, je vais en faire une courte analyse, en extraire les idées nouvelles que j'y ai trouvées, pour les joindre à nos connaissances et contribuer à former, plus tard, un recueil de tout ce qu'on peut faire comme hygiène et thérapie, avec le secours de l'art gymnique ; car, très-souvent la médecine ordinaire ne peut guérir qu'en affaiblissant, tandis que l'exercice ne guérit qu'en fortifiant.

L'introduction de M. Heiser est bonne est instructive ; on y trouve quelques erreurs au point de vue médical, ce qui n'a rien d'étonnant, l'auteur n'étant pas médecin ; M. Heiser propose, ce qui me semble très-rationnel, la formation d'un gymnase modèle, où l'on formerait tous les professeurs de gymnastique pour les établissements publics. Je demande que dans toute école communale il y ait chaque année un concours gymnique et que ceux qui obtiendraient le premier prix fussent admis gratis dans l'institut destiné à l'éducation des professeurs de cet art. Cet institut serait divisé en trois classes : 1° gymnastique médicale ; 2° gymnastique pour l'éducation physique ; 3° gymnastique militaire. Tous les ans, chaque professeur serait obligé de faire un rapport sur l'établissement qu'il dirigerait. »

Dans la première partie de son ouvrage ou description des exercices, on remarque qu'il ne recommande pas, comme tous les autres professeurs, d'avoir les pieds joints. En effet, quand la pointe du pied est légèrement tournée en dehors, la base de sustentation étant plus large, la station est plus facile, et cette position garantit contre le glissement et les effets du choc. Tous les exercices qu'il conseille me paraissent avoir été connus avant lui. Parmi ceux que je crois nouveaux et dont il fait usage pour la gymnastique médicale, je me contenterai de citer l'exercice latéral, la suspension latérale, la poulie et la roue.

Dans une seconde partie, l'auteur, après avoir essayé, mais sans beaucoup de succès, de donner une idée médicale des causes et du mode de formation de la scoliose, indique un assez bon traitement de cette maladie dans la partie gymnique. Il conseille de coucher le malade dans un lit de 40 centimètres de largeur, en lui appliquant de chaque côté des brassières qui, prenant le haut des bras, l'empêchent de se retourner en dormant. Comme exercice, il recommande surtout la poulie la roue, la suspension latérale, la sirène, la planche oblique et la bascule brachale, etc.

Pour la paralysie, il conseille un traitement gymnique par la poulie, la roue, le triangle et les frictions. Il cite trois cas de guérison obtenus par ces procédés : 1° une paralysie congénitale du bras droit avec renversement et insensibilité du bras gauche, guérie au moyen d'un traitement de huit mois ; une petite fille ayant le bras gauche perclus, guérie par les frictions ; 3° et une dame paralysée depuis douze ans de tout le côté droit, paralysie survenue à la suite de couches, guérie en quelques mois par les procédés ci dessus.

Il combat et guérit, dit-il, l'inertie des fonctions gastro-intestinales p r des frictions sèches concentriques faites sur le bas-ventre.

Il signale ensuite la possibilité d'éloigner par des mouvements bien réglés les causes de développement de la phthisie et de fortifier les constitutions chétives et valétudinaires.

Des palpitations produites par des déviations vertébrales disparurent avec le redressement de la colonne, redressement qu'il obtint en neuf mois, par le procédé indiqué ci-dessus.

Il parle ensuite de palpitations dues à une croissance trop rapide chez une jeune fille de douze ans, dont la poitrine était étroite et le tempérament lymphatique; ces palpitations ont été guéries par des procédés gymnastiques; un certificat du docteur Hirtz fait témoignage de ce fait.

Il cite l'observation d'un garçon de 5 ans, très-grand et très-fort pour son âge, qui lui fut amené par le Dr Bach, pour les palpitations très-fréquentes et du froid aux extrémités. Il le traita par les frictions et les mouvements et deux mois après les palpitations et les autres symptômes avaient disparu. Le Dr Bach certifie que chez ce malade la gymnastique a calmé les battements du cœur d'une manière plus prompte et plus sûre que la digitale qu'il avait employée.

M. Heiser croit que la gymnastique peut guérir la dysménorrhée et l'aménorrhée; il cite, après quatorze mois de traitement, une très-belle observation de guérison de chorée congénitale compliquée de la paralysie de tout le côté gauche.

Il termine par plusieurs citations de jeunes chlorotiques guéries par des frictions sèches faites tout le long de l'épine dorsale et par la pratique d'exercices gymniques simples.

Dally. — En 1854, M. Dally publia un ouvrage volumineux sur la cinésiologie au point de vue de l'histoire, de la théorie et de la pratique. Cet ouvrage, que j'ai lu avec beaucoup d'intérêt, m'a paru contenir des renseignements utiles; mais l'auteur, en voulant embrasser tout ce que comprend la cinésiologie, a uni à la clarté de son traité et l'a rendu un peu confus; c'est une vaste compilation où l'on trouve consignés tous les faits marquants de l'art gymnïque. Je n'entreprendrai point de rendre compte de tout l'ouvrage. Je ne parlerai que de la dernière partie, où l'on trouve rassemblées beaucoup d'observations très-importantes; je me contenterai de les citer avec les noms de ceux qui les ont observées.

M. Nélaton, dans son Mémoire sur *la position et le repos*, donne des observations servant à prouver leur utilité pour la guérison de certaines affections chirurgicales.

On trouve, daus l'ouvrage de M. Dally, des faits constatant la guérison de hernies par des mouvements appropriés. On y lit aussi un très-bon article sur la percussion par la palette (espèce de massage) pour le traitement des maladies de l'hypocondre.

Viennent ensuite les observations de vingt-huit cas d'épistaxis guéris par l'élévation du bras correspondant; la guérison d'un cas de tétanos obtenue par M. Cruveilhier fut due à une inspiration prolongée et continuée pendant longtemps; la guérison d'une attaque d'épilepsie, durant de quinze à vingt heures, par une ligature aux quatre membres, a été obtenue par M. Edouard Robin. MM. Piorry et Debath rapportent la guérison d'une névralgie faciale, accompagnée de migraines et de convulsions, par la compression de la carotide, qui, du reste, était très-dilatée. M. Blaut, de Beaucaire, nous parle, dans son mémoire, de l'utilité de la compression des carotides dans les céphalalgies. M. Dechange nous rapporte les beaux effets obtenus par le même procédé dans le délire et les douleurs occipitales qui accompagnent le stade de chaleur des fièvres intermittentes. On lit dans les *Annales de la Société médicale* d'Anvers des des observations de guérison de douleurs sus-orbitaires et de céphalalgies provoquées par l'abus de boissons alcooliques, obtenues par le même procédé. Dans les cas de douleurs uréthrales, M. Vidal (de Cassis) nous cite des exemples de guérisons obtenues par la compression. M. Velpeau nous cite des exemples de panaris guéris par la compression des extrémités. M. Piorry traite la tympanite par la palpation abdominale. On lit, dans un mémoire de M. Marotte, la guérison d'un étranglement, produit par des calculs biliaires, par la palpation abdominale faite dans un but de diagnostic. M. Marchal, dans son mémoire sur l'éducation de la voix, nous donne deux bons moyens pour l'amplification de la cavité thoracique : 1° de dedans en dehors, en faisant varier la durée de la respiration; 2° de dehors en dedans, en augmentant ou diminuant les dimensions de la cavité thoracique par des exercices gymniques appropriés. M. Second nous a donné un excellent mémoire sur l'hygiène des chanteurs, dans lequel on trouve cette remarque très-intéressante : Qu'on rencontre rarement des cas de phthisie chez ceux qui exercent cette profession. M. Levret, qui s'est occupé de la folie, n'a jamais obtenu de meilleurs résultats que par la gymnastique. M. Benoiston, de Châteauneuf, prétend prévenir la phthisie par les mouvements gymniques. M. Lombard, de Genève, guérit les maladies de foie reconnaissant pour cause une accumulation de charbon, par les mêmes procédés. M. Poiseuille nous démontre dans son mémoire l'utilité, dans l'asphyxie, des inspirations pulmonaires instantanées, mais prolongées. M. Roth nous décrit les bons effets de l'inspiration profonde dans l'emphysème, l'œdème, la tuberculisation et l'inflammation hypogastrique.

Comme on peut en juger, toutes ces observations sont non-seulement très-intéressantes, mais encore peuvent donner une idée de l'utilité des moyens physiques employés pour la guérison de certaines maladies souvent très-difficiles à guérir. Aussi M. Dally a-t-il été très-heureusement inspiré en réunissant ces faits dans son ouvrage, qu'il termine par des considérations philosophiques tirées de la physiologie de M. Béclard et de M. Longet, pour en fonder un système vital. Il eût mieux valu, selon moi, résumant tous les faits qu'il avait rassemblés, en tirer des conclusions pour fonder une méthode cinésique au point de vue hygiénique, prophylactique et thérapeutique.

SCHREBER. En 1856 parut un système de gymnastique de chambre, par M. Schreber. J'ai lu, dans cet ouvrage, la description de quaranecinq mouvements faite avec beaucoup de clarté; l'action physiologique de ce qui a lieu dans l'économie est très-bien expliquée. Du reste, l'auteur se base sur des considérations anatomiques pour en faire l'application à certains états morbides auxquels, je crois, son système pourrait être utile. Ce qui manque à cette œuvre, ce sont des observations à l'appui de ces préceptes; car c'est le meilleur argument qu'on peut fournir à l'appui de ce que l'on préconise et ce qui le fait prendre en considération. Du reste, cet ouvrage, orné de gravures, est d'une concision lacédémonienne et d'une clarté à la portée des gens du monde; seulement les résultats ont besoin d'être consacrés par l'expérience.

Bouvier. M. le Dr Bouvier, en 1858, publia ses leçons cliniques sur les *Maladies chroniques de l'appareil locomoteur*. Dans cet ouvrage, qui est écrit de main de maître, l'auteur y développe des théories jusque-là inconnues, et donne des observations à l'appui des systèmes qu'il préconise. Son style clair ne fatigue pas l'esprit et permet de le suivre jusque dans ses moindres détails. Ce que l'on voit surtout de nouveau dans cet écrit, c'est l'étiologie des maladies vertébrales basée sur l'anatomie pathologique; ce qui lui permet d'stituer plus facilement un bon traitement.

Quant à ce qui regarde la gymnastique, voici les conseils qu'il nous donne :

« Dans le rachitisme, le mouvement favorise le développement musculaire et la formation du tissu osseux; malheureusement il doit souvent se réduire à un mouvement passif: la gestation, le balancement, etc. Glisson a donné sur cette gymnastique d'excellents préceptes. Dès que les enfants sont un peu plus forts, on les amène graduellement à pratiquer des exercices actifs. La gymnastique de Ling peut trouver ici une application utile. On ne doit pas exposer les os à des efforts qui dépassent leur résistance : ne pas permettre la marche aux enfants dont les tibias sont flexibles sans un appareil. »

Dans la maladie de Pott, il est bon que l'enfant garde le repos et soit couché la plus grande partie de la journée : « cependant, dit-il, il est bon de lui faire prendre un peu d'exercice, de lui donner des fortifiants à l'intérieur et des frictions à l'extérieur. »

Dans le traitement de la synovite, on doit faire usage de l'hydrothérapie, de vésicatoires, d'émollients, de résolutifs et de l'électricité. On obtient souvent de très-bons résultats du massage.

Mais le traitement qui attire surtout la sollicitude de M. Bouvier, et pour lequel il déploie et développe toutes ses connaissances, est celui de la scoliose :

« La scoliose, dit-il, engendre la difficulté de toutes les fonctions : aussi chercher à la guérir n'est pas du luxe, mais bien un avenir nouveau pour les individus menacés de gibbosité. » Son traitement peut se diviser en préservatif, palliatif et curatif.

Pour le traitement préservatif et palliatif, on doit sacrifier moins le corps à l'esprit, et faire prendre à ceux qui en sont menacés plus d'exercice que jamais. Il loue toute espèce de mouvement, du moment qu'il est naturel. Il dit : on doit chercher à équilibrer toutes les forces, éviter la fatigue et varier les exercices. Dans le repos, il faut surveiller l'attitude, et quelquefois obliger les enfants à rester couchés dans la position horizontale. Il n'ordonne l'usage du corset que dans les cas de grande faiblesse musculaire ou de grande laxité des articulations du rachis.

Traitement curatif. Dans le traitement curatif de la scoliose, M. Bouvier se sert de deux ordres de moyens : 1° moyens dynamiques, 2° moyens physiques.

Les moyens dynamiques sont ceux qui ont pour but de fortifier la constitution et d'augmenter l'activité des fonctions organiques et vitales, tels sont les fortifiants : fer, quinquina, huile de foie de morue, frictions stimulantes le long du dos, massage de la même région, bains d'eaux minérales de mer ou de rivière. Ces moyens sont plutôt des palliatifs que des curatifs ; employés seuls, ils réussissent rarement à amener la guérison de la scliose.

Les moyens physiques sont de trois sortes ; 1° position, 2° action musculaire, 3° appareils mécaniques ou bandages et machines. Je ne m'occuperai que des deux premiers moyens qui entrent dans mon sujet.

La position doit être horizontale : trop longtemps continuée, elle amène des troubles sérieux. Il est rare d'obtenir par ce moyen seul une guérison complète.

Quant à l'action musculaire, les gens du monde et quelques médecins pensent qu'on doit exercer le côté opposé à la maladie. D'autres au contraire prétendent que c'est le côté faible qui doit être soumis à l'exercice. Quelques-uns croient que la scoliose est due à la rétraction musculaire ; cela leur sert à expliquer la ténotomie qu'ils pratiquent. Les partisans de la gymnastique suédoise pensent que les muscles sont relâchés ; mais, s'ils avaient fait des dissections de scoliotiques, ils auraient vu que presque toujours la colonne osseuse se trouve déformée.

M. Bouvier divise les exercices en trois ordres : les flexions et extensions du tronc et les exercices qui lui impriment des mouvements de torsion, rotation ou circumduction n'ont pas d'effet très-marqué. L'élévation du bras gauche, la convexité dorsale étant supposée à droite, fléchit le rachis à droite du moment qu'on fait incliner le bassin sur les lombes ; mais elle a des inconvénients. On doit, dit-il, lui préférer le mouvement des membres en fixant le rachis et le tronc. Les mouvements d'ensemble en équilibre sur une poutre, que recommandait Delpech, sont souvent nuisibles. On doit défendre aux scoliotiques, le saut en profondeur et les mouvements exécutés avec les bras chargés de poids. Par instinct l'enfant met ses mains sur ses cuisses pour s'aider à marcher, en faisant porter la main gauche sur la hanche de ce côté quand la courbure dorsale est à droite, c'est une position dont on peut retirer de bons effets. Les exercices avec suspension par les parties supérieures sont très-utiles ; aussi on s'efforcera de développer la force d'occlusion chez les enfants. Mais tous ces exercices sont d'une trop courte durée pour avoir un effet durable. Les mouvements qu'on exécute dans la position horizontale comme : tirer des poignées, faire marcher son lit, se rouler, etc., sont très-bons ; mais, dit l'auteur, tous ces moyens ne peuvent constituer par eux-mêmes une méthode curative de cette déformation. « J'insiste, dit-il, sur ce point, parce que beaucoup de médecins conservent à cet égard des illusions fâcheuses. Delpech a dit qu'il aurait renoncé à l'orthopédie sans la gymnastique ; il n'avait raison qu'au point de vue des inconvénients d'un repos absolu. »

Je ne veux pas discuter la valeur des moyens gymniques pour la guérison de la scoliose. M. Bouvier, qui est l'homme le plus versé dans la connaissance de ces maladies, a cependant, il me semble, porté un jugement un peu sévère sur les effets thérapeutiques du mouvement dans la scoliose ; car je crois que ceux qui se chargent de les faire exécuter sont souvent ignorants et remplissent mal la tâche qu'on leur a donnée, ils sont cause que l'on déprécie un moyen qui, employé savamment, aurait pu rendre des services.

DALLY. En 1859, M. Dally fils pour son doctorat publia une thèse intitulée : *Plan d'une thérapeutique par le mouvement fonctionnel.* Le sujet n'a pas été traité complétement, mais on y trouve d'excellentes choses. L'auteur, dans une savante exposition, explique les divers effets physiologiques et thérapeutiques de la respiration prolongée ou diminuée. L'expiration prolongée chasse de la poitrine et du larynx les corps étrangers ou les produits pathologiques tels que : fausse membrane, mucus, pus, etc. L'inspiration profonde guérit, dit-il, les maladies suivantes : l'obésité, la glycosurie, les maladies de foie, l'œdème, la pleurésie, l'ascite, l'hydarthrose, la goutte, l'albuminurie. Elle augmente d'abord le volume du cœur, puis le diminue, d'où M. Piorry conclut à un moyen thérapeutique de la dilatation cardiaque et de l'asthme nerveux. En résumé, la respiration diminuée ou augmentée agit directement sur l'appareil respiratoire et circulatoire et indirectement sur les principes du sang, le volume du cœur et fait subir des modifications au foie, etc.

Les différentes maladies du système circulatoire qu'on peut guérir au moyen de l'exercice provoqué, des grandes ventouses Junod, de la compression et du massage sont les suivantes : varices, anévrysmes, obstructions du systèmes artériel ou veineux, engorgement des vaisseaux capillaires, congestions passives, exsudations séreuses, maladies articulaires, tumeurs sanguines, hypertrophies, atrophies, etc.

Les diverses affections de l'appareil digestif et de ses annexes, les maladies du foie et des reins sont guérissables par les mêmes procédés, soit par excitation de la vitalité de ces organes, soit au contraire par sédation, en agissant sur d'autres systèmes pouvant suppléer à leurs fonctions.

Quant aux lésions de la vie animale, M. Dally décrit théoriquement les avantages de la méthode de Ling et donne la préférence aux mouvements communiqués par la main intelligente d'un gymnaste qui dirige les mouvements et les fait exécuter suivant les effets qu'on veut obtenir.

M. Dally nous donne quelques considérations sur les fonctions de la nutrition, les moyens de l'augmenter et de la diminuer, d'où il en tire les règles à suivre pour instituer un traitement rationnel pour l'hypertrophie et l'atrophie.

Les maladies chroniques proviennent et sont entretenues, dit-il, par une perversion de la nutrition ; quand la physiologie aura fait connaître un moyen sûr de modifier cette fonction et de la diriger à son gré, on pourra les guérir presque certainement. Aussi je crois que l'entraînement qui a pour but de modifier la nutrition serait très-utile pour la guérison de ces affections et mérite toute l'attention des médecins.

Comme traitement des maladies par perversion de nutrition il indique : l'hypertrophie du cœur, qu'on pourrait essayer de guérir par un régime et des moyens appropriés capables de modifier la vitalité de cet organe ; la polysarcie, l'obésité, l'hydartrose le rhumatisme chronique, la goutte et les tumeurs blanches, affections dans lesquelles le massage, les frictions faites sur le trajet des grosses veines en suivant le cours du sang veineux jusqu'au centre respiratoire, la respiration méthodique, donnent d'excellents résultats.

DEFRANCE. M. Defrance, en 1859, soutint devant la Faculté de médecine une thèse vraiment remarquable sur l'entraînement. C'est un système, dit-il, constitué par le régime, l'exercice, la respiration d'un air pur, les frictions, les bains, les suées et les purgations. Il divise son ouvrage en trois parties :

La première partie roule sur l'alimentation et le régime de ceux qui veulent se livrer à cette pratique.

La seconde partie, qui est la seule dont je vais donner quelques détails, traite de l'exercice et des maladies chroniques que l'on peut guérir au moyen du régime combiné avec le mouvement. Après avoir donné en quelques mots un historique de la gymnastique, il en démontre l'utilité et pour cela s'appuie sur les écrits des plus grands médecins de ce siècle.

Avant de commencer la thérapeutique de l'entraînement, l'auteur exprime ses regrets de n'avoir point d'observations à donner, et d'être obligé de raisonner par induction ; car, dit-il, les applications directes de cet art, n'ont été faites, dans les temps modernes, que sur des hommes en bonne santé, appartenant à des professions spéciales, ou sur des animaux domestiques. Pour étudier cette question, il serait à désirer que l'on construisît des établissements particuliers pour expérimenter sur les malades atteints d'affections chroniques; car, jusqu'à présent, on ne peut donner que les opinions des auteurs pour démontrer l'utilité curative probable du régime associé au mouvement.

Quoi qu'il en soit, dans les scrofules, le meilleur mode de traitement est, d'après MM. Fournier-Pescay et Bégin « la combinaison « des exercices gymnastiques, d'une alimentation convenable, de « bains froids, de bains de vapeur, d'un air vif et pur, de vêtements

« légers d'une propreté extrême, de la dissipation, de la faim bien « dirigée, de la gaieté habituelle. » Cette combinaison, disent ces auteurs, constitue un ensemble de moyens auxquels le tempérament lymphatique et la constitution scrofuleuse résistent rarement. Tout, du reste, concourt à démontrer qu'il résulte des conditions nouvelles, où le sujet se trouve placé, qu'au tempérament congénial s'en substitue un autre qu'on pourrait appeler acquis. Dans les maladies scorbutiques et scrofuleuses, l'exercice spontané doit être considéré comme un secours indispensable.

Les tubercules, suivant les uns, ne peuvent être guéris; et, suivant les autres, peuvent l'être. La vérité est dans les deux cas suivant les circonstances. MM. Andral, Louis, Raige-Delorme et Dumas, sont tous d'accord pour dire que les seuls moyens prophilactiques, et peut-être thérapeutiques sur lesquels on peut le plus compter dans la phthisie, sont empruntés à l'hygiène.

M. Barbier a démontré dans les affections nerveuses l'utilité du mouvement musculaire.

M. Rostan croit que le meilleur mode de traitement des névroses cérébrales, de l'épilepsie, de l'hystérie, de la mélancolie, de l'hypochondrie, est celui qui consiste à se livrer aux exercices gymniques.

M. Georget rapporte que les hystériques ne se trouvent jamais aussi bien qu'après s'être livrés à l'exercice.

D'après M. Fleury, la gymnastique est un adjuvant puissant des applications d'eau froide ; gradué, il est l'un des agents les plus énergiques de la médication hydrothérapique.

Dans la troisième partie de son ouvrage, M. Defrance donne une bonne description de l'entraînement chez les Anglais, au point de vue de son application à certaines professions.

BOUCHARDAT. M. Bouchardat, dans son *Supplément à l'Annuaire pour* 1861, donne un excellent article sur l'*Entraînement*. Il croit qu'il en surgira des découvertes aussi stables qu'inattendues, qui nous permettront de consolider et de perfectionner des santés, avec autant de certitude, qu'on peut en espérer lorsqu'il s'agit d'un être vivant. » Il est persuadé que c'est la voie qui nous permettra le plus sûrement de combattre nos ennemis les plus implacables, la vieillesse et la mort prématurée. Il nous donne un très-intéressant historique de cette question, et des documents sur l'entraînement des pugilistes. Ensuite, ce savant professeur en fait l'application à l'hygiène et à la thérapeutique. Il le croit beaucoup supérieur à la gymnastique ancienne; seulement, dit-il, pour le prouver, on est obligé d'avoir recours plutôt au raisonnement qu'à l'observation, qui, jusqu'ici, fait défaut. Il propose de l'appliquer au traitement de la chorée, de l'épilepsie, de l'hystérie. Il en fait aussi une méthode curative dans les maladies, misères physiologiques, la glycosirie, l'albuminurie, les scrofules, la tuberculisation, affections dans lesquelles l'alimentation doit être réglée de telle façon que les pertes soient évitées, et que la réparation soit au moins proportionnée à la dépense.

Les maladies de richesse, telles que anorexie chronique, goutte, obésité, doivent être combattues par un régime sévère, et un exercice violent.

Il termine cet article par un appendice sur quelques autres emplois thérapeutiques de l'exercice, d'après les auteurs anciens.

Méding. En 1862, M. le docteur Méding publia un ouvrage sur la gymnastique médicale suédoise, où l'on trouve exposé, avec beaucoup de clarté, le système de Ling. Nous y avons puisé les détails suivants, pour rendre compte de ce fameux système qu'ils appellent kinésiatrie ou cinésie.

Ce système comprend deux choses : les mouvements actifs et les mouvements passifs.

Les mouvements actifs se divisent en deux genres qui sont : 1° les mouvements qu'on exécute seul et par soi-même; 2° les mouvements exécutés sur le malade par le gymnaste, et qu'on a appelés synergiques ou passivo-actifs; ils sont de deux sortes : semi-actifs, quand la résistance vient du gymnaste, et semi-passifs quand elle vient du malade. Les premiers ont été appelés aussi concentriques, parce qu'ils favorisent la contraction des muscles; et les seconds, excentriques, parce qu'ils favorisent plutôt leur allongement, surtout quand il y a contracture. Je vais essayer de faire bien comprendre ce qu'on appelle mouvements semi-actifs ou concentriques, et semi-passifs ou excentriques. Pour cela, prenons l'exemple cité par M. Méding : « Nous faisons coucher un homme tout de son long sur « un banc horizontal de 1 mètre 60 centimètres de long, et de 0,50 « centimètres de large, et nous l'invitons à élever la jambe droite « tout entière, roide, et sans la fléchir dans aucune de ses articu- « lations, excepté celle de la hanche. Le gymnaste, au moment où le « sujet commence à élever la jambe en flexion sur le tronc, pose « quelques doigts de sa main droite sur la pointe du pied, et oppose « de cette façon une résistance légère, mesurée et uniforme à l'élé- « vation de la jambe. Tantôt il ne laisse pas élever la jambe du tout; « tantôt, et c'est ce qui est le plus souvent pratiqué, il cède au mou- « vement ascensionnel de la jambe. Dans le cas où il cède graduel- « lement à la volonté du malade, tous les muscles antérieurs du « membre sont contractés, et en contraction augmentée selon le « degré ou la dose de la résistance donnée par le gymnaste, tandis « que les antagonistes, le groupe des muscles postérieurs, sont en « relâchement ; ce dont on peut s'assurer par le toucher. Si l'on veut « exciter le groupe opposé à celui dont nous venons de parler, il n'y « a qu'à agir en sens contraire. Le gymnaste, en mettant sa main « sous le talon de la jambe, restée en l'air, s'opposera quelque peu à « l'abaissement de la jambe, on aura alors la contraction des muscles « postérieurs du membre; et le relâchement des muscles antérieurs. « — On appelle position d'entrée, et position finale, les positions du « corps ou des membres, qui doivent marquer le commencement et « la fin des mouvements gymnastiques. Elles sont choisies avec le « plus grand soin pour chaque mouvement à exécuter. Les mouve-

« ments exécutés dans les positions couchées en long, demi-couchées « ou assises, et avec appui par les mains d'un ou plusieurs gym- « nastes, ont une action plus profonde et directement localisée, en « rapport avec la position qu'on a choisie. Ceux qui sont exécutés « sur une planche vibrante, pour la plupart passifs, permettent une « commotion profonde et presque moléculaire de parties intimes, « ainsi qu'un déplacement partiel du sang capillaire. Il y a de même « des positions qui, selon les auteurs, artérialisent certaines parties ou « certains côtés du corps : par exemple, lorsqu'on penche de 40 de- « grés environ, le corps roide en avant, ou de côté, ou en arrière, « en ne le soutenant que par la tête ou le cou. Le contraire a lieu « dans le décubitus, sur le dos, le ventre et les côtés ; mais, en gé- « néral, et pour la plupart des cas, les positions d'entrée servent à « relâcher la presque totalité des muscles, pour pouvoir n'agir que « sur un seul.

« Le mouvement, en général, est limité par le temps, la direction, et l'étendue ; la détermination de ces trois catégories constitue le mouvement gymnastique. Le chemin à parcourir entre la position d'entrée et la position finale forme, par la coopération du malade et du gymnaste, le mouvement synergique qui doit s'exécuter d'après un certain rhythme. Le mouvement doit être lent et léger au commencement, plus fort constamment vers le milieu, et pendant les trois quarts de sa durée, et lent et léger vers la fin à quelques exceptions près. La force à employer ne doit jamais aller jusqu'à produire même le plus léger tremblement ou une vacillation quelconque ; plus un membre est petit, plus le mouvement peut et doit être accéléré ; plus un membre est grand, ou plus une partie du corps contient d'organes essentiels, plus le mouvement doit être lent. »

Les mouvements passifs comprennent la hachure, les frictions, le foulage, le pétrissage, le sciage, le claquement, la percussion ou vibration pointillée.

M. Méding, après avoir décrit ainsi la méthode suédoise, nous parle du soin qu'on doit apporter dans le diagnostic, le pronostic des maladies, et le choix que l'on doit faire de la série de mouvements qu'on prescrit pour le traitement. Il nous expose son système physiologique, et nous dit, à propos de thérapeutique, que, «d'une manière générale, lorsqu'il s'agit de favoriser la nutrition d'une partie, on lui fait exécuter d'abord les mouvements passifs (on croit par là déterminer dans cette partie une congestion passagère et toute passive); puis on la soumet à des mouvements concentriques ou excentriques directement localisés, et qui sont aidés quelquefois de mouvements locaux exécutés en même temps. On peut produire une dérivation de certaines parties, une congestion vers d'autres, et modifier enfin l'action du système nerveux en interrompant son courant par des pressions, et en le favorisant par des passes, frictions et foulage.»

Pour terminer son ouvrage, M. Méding nous décrit les procédés gymniques qu'il emploie pour guérir la hernie, la paralysie, la la crampe des écrivains, avec action prédominante des fléchisseurs, les déviations de la taille.

M. Bouvier croit qu'il a trop de confiance dans les effets de la gymnastique, et que l'enthousiasme l'illusionne un peu sur les résultats qu'il a obtenus par ces procédés.

Estradère. En 1863 parut la thèse de M. Estradère sur le *Massage*. Le temps ne m'a pas permis de l'analyser; aussi je me contenterai de dire que je crois que c'est le premier qui a fait un traité à peu près complet sur le massage; que son ouvrage renferme l'historique de cette question, les divers procédés dont on se sert pour masser. Pour terminer, il donne des règles pour l'appliquer à la thérapeutique en général et à chaque maladie en particulier. Il ne manque que des observations pour corroborer toutes les déductions thérapeutiques qu'il fait dériver du massage.

CONCLUSION.

ÉTAT DE LA GYMNASTIQUE MÉDICALE EN FRANCE AU XIXe SIÈCLE.

Comme on le voit, d'après le contenu de ce dernier chapitre, la gymnastique, en France, n'occupe qu'une très-petite place dans la médecine, et n'existe pour ainsi dire que dans les ouvrages qui traitent de ce sujet. Cependant, d'après le petit nombre d'observations que j'ai extraites de différents ouvrages, et, d'après l'opinion de presque tous les médecins, elle pourrait rendre de très-grands services dans le traitement des maladies chroniques.

Mon intention, en faisant l'historique de cette vaste question, était d'en faire ressortir l'utilité en citant les noms des médecins les plus célèbres qui s'en sont occupés dans l'antiquité et de nos jours. En collectionnant quelques observations faites par des hommes dont on ne peut soupçonner ni la bonne foi, ni le talent d'observation, et qui démontrent combien la nature a de ressources pour conserver ses œuvres.

Énumérer toutes les maladies dans lesquelles elle pourrait rendre service serait trop long et sortirait de mon sujet. Je me contenterai de dire que c'est surtout dans les maladies chroniques qu'elle pourrait donner les meilleurs résultats; et comme prophylactique peut-être est-elle le meilleur contre la phthisie.

Je crois qu'en associant le régime, le mouvement, le massage et les bains, en formulant le tout sur des bases anatomo-physiologiques et thérapeutiques, on pourra créer une science nouvelle où les médecins trouveront un puissant auxiliaire dans l'art de guérir.

Du reste, c'est une question à l'ordre du jour que les célébrités de notre époque auront la gloire d'élucider, j'en ai l'intime conviction.

A. PARENT, Imprimeur de la Faculté de Médecine, rue Monsieur-le-Prince, 31.

www.ingramcontent.com/pod-product-compliance
Ingram Content Group UK Ltd.
Pitfield, Milton Keynes, MK11 3LW, UK
UKHW020344250726
13967UKWH00005B/2112

9 782012 978713